LIPPINCOTT

NEUROANATOMÍA DE BOLSILLO

2.ª Edición

LIPPINCOTT

NEUROANATOMÍA DE BOLSILLO

2.ª Edición

Douglas J. Gould, PhD, FAAA
Associate Dean for Academic Affairs
Texas A&M College of Dentistry
Dallas, TX

Wolters Kluwer
Health
Philadelphia • Baltimore • New York • London
Buenos Aires • Hong Kong • Sydney • Tokyo

Av. Carrilet, 3, 9.ª planta – Edificio D
08902 L'Hospitalet de Llobregat, Barcelona (España)
Tel.: 93 344 47 18
Fax: 93 344 47 16
e-mail: lwwespanol@wolterskluwer.com

Revisión científica
Dr. Antonio Soto Paulino
Maestro en Educación Médica, Profesor de Anatomía Humana, Anatomía clínica y Neuroanatomía. Facultad de Medicina de la Universidad Nacional Autónoma de México, Facultad de Ciencias de la salud de la Universidad Autónoma de Nayarit, México.

Dirección editorial: Carlos Mendoza
Editora de desarrollo: Núria Llavina
Gerente de Mercadotecnia: Pamela González
Ilustraciones 3-2 y 6-2: Jesús Esteban Mendoza
Cuidado de la edición: Núria Llavina
Diseño de maqueta y de interiores: Neil Eduardo Romero Vargas
Maquetación: Neil Eduardo Romero Vargas
Diseño de portada: Jesús Esteban Mendoza
Impresión: QUAD / Impreso en Mexico

ISBN: 978-84-10870-10-9

Depósito legal: M-2149-2025

Two Commerce Square
2001 Market Street
Philadelphia, PA 19103

QUADM0425

Este libro está dedicado a mi amada esposa,
Laurisa Mae, que llena mis días de alegría.
Tú eres mi razón.

Prefacio

En todo el mundo, el currículo de los profesionales de la salud está en continua evolución: nuevos descubrimientos, técnicas, aplicaciones y áreas de contenido compiten por un tiempo cada vez más limitado con los temas de las ciencias básicas. Es en este contexto que los fundamentos que se establecen en las ciencias básicas son cada vez más importantes y relevantes para absorber y aplicar nuestro conocimiento en continua expansión sobre el cuerpo humano. Como resultado de un panorama con un currículo cada vez más nutrido, los estudiantes y los instructores están hallando nuevas formas de maximizar el contacto, la preparación y el tiempo de estudio con métodos de estudio más eficientes y de alto nivel.

Lippincott. Neuroanatomía de bolsillo, 2.ª edición, como parte de la Serie de Bolsillo de Lippincott para las ciencias anatómicas, está diseñado para el estudiante que tiene el tiempo justo. La presentación de la neuroanatomía en forma de tablas con imágenes etiquetadas proporciona una guía muy útil para el estudio y para la preparación de exámenes por su alto contenido visual y temático. Este libro de neuroanatomía, con formato de bolsillo y consulta rápida, es fácil de transportar, práctico y necesario; aun en este tamaño tan pequeño, no se ha omitido nada y se ofrece un gran número de observaciones clínicas y conceptos fáciles de aprender para complementar las tablas e informar al lector.

Tengo la certeza de que *Lippincott. Neuroanatomía de bolsillo,* 2.ª edición, junto con otros libros de la Serie de Bolsillo sobre ciencias anatómicas, serán de gran beneficio para los estudiantes que intentan aprender conceptos relevantes desde el punto de vista clínico en varios aspectos, incluidos los programas de ciencias de la salud de graduados y profesionales.

Contenido

1 Generalidades del sistema nervioso

ANATOMÍA

Orientación

La terminología neuroanatómica de orientación se comparte con otros vertebrados (p. ej., peces). Sin embargo, debido a que caminamos en posición vertical, cuando consideramos la médula espinal, el término *anterior* es más apropiado que *ventral*, y *posterior* más apropiado que *dorsal*. La terminología difiere en la **flexura cefálica**, punto en el que el encéfalo cambia la orientación con respecto a la médula espinal de manera que los seres humanos miran hacia el frente y no hacia el cielo (FIG. 1-1).

TERMINOLOGÍA DE ORIENTACIÓN

Encéfalo	Médula espinal
Anterior/rostral	Anterior/ventral
Superior/dorsal	Superior/rostral/craneal
Inferior/ventral	Inferior/caudal
Posterior/caudal	Posterior/dorsal

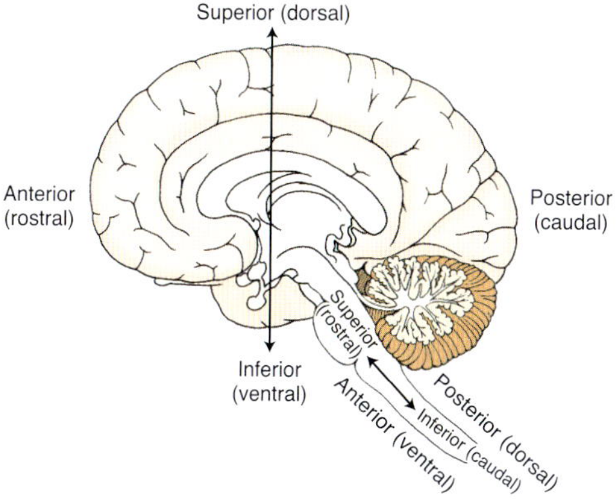

Figura 1-1. Términos de orientación.

Sistema nervioso central

El sistema nervioso central (SNC) se compone del **encéfalo** y de la **médula espinal**.

DIVISIONES DEL SISTEMA NERVIOSO CENTRAL

Parte	División	Componentes
Encéfalo	Telencéfalo	Hemisferios cerebrales Núcleos basales
	Diencéfalo	Epitálamo Tálamo dorsal Hipotálamo Subtálamo
	Tronco del encéfalo	Mesencéfalo Puente Médula oblongada
	Cerebelo	Lóbulos anterior, posterior y floculonodular
Médula espinal	Una unidad funcional	Tractos ascendentes Tractos descendentes Interneuronas

Los dos hemisferios cerebrales están separados por la **fisura longitudinal** y la **falce (hoz) del cerebro** (formada de duramadre). Además, están conectados por una gran comisura de sustancia blanca, el **cuerpo calloso**.

Hemisferios cerebrales

Los hemisferios cerebrales están divididos en seis lóbulos (FIGS. 1-2 a 1-4).

LÓBULOS DE LOS HEMISFERIOS CEREBRALES

Estructura	Descripción	Relevancia
Lóbulo frontal	Se encuentra dentro de la **fosa craneal anterior**, anterior al **surco central** y superior a la **fisura lateral** Integrado por: • Giro precentral • Giros frontales superior, medio e inferior • Giro recto y giro orbitario	• Contiene la corteza responsable de las funciones mentales superiores (planeación del futuro, personalidad, juicio, conducta social) • Incluye las cortezas primarias, suplementarias y premotoras • Contiene el **área motora del lenguaje** (de Broca)

LÓBULOS DE LOS HEMISFERIOS CEREBRALES *(continuación)*

Estructura	Descripción	Relevancia
Lóbulo parietal	Se ubica en la zona posterior al surco central, superior al lóbulo temporal y al surco lateral, y anterior al lóbulo occipital Integrado por: • Giro poscentral • Lobulillos parietales superior e inferior • Precuña • Giro supramarginal y giro angular	• Incluye la corteza responsable de la integración y de la orientación sensorial, espacial, visual y auditiva • Contiene la corteza sensitiva primaria y de asociación
Lóbulo temporal	Se ubica dentro de la **fosa craneal media** anterior al lóbulo occipital e inferior al surco lateral Integrado por: • Giros temporales superior, medio e inferior	• Contiene la corteza auditiva primaria y secundaria • Incluye la corteza asociada a la comprensión del lenguaje (antes llamada **área de Wernicke**)
Lóbulo occipital	Se ubica dentro de la **fosa craneal posterior** detrás del lóbulo parietal (su límite es poco claro pero se pueden tomar como referencias la incisura preoccipital o el surco parietooccipital) Integrado por: • Giros cuneiforme y lingual (vista medial)	• Contiene la corteza visual primaria y secundaria

Sistema (lóbulo) límbico	Se ubica en la cara medial de los hemisferios cerebrales
	Integrado por:
	• Partes de los lóbulos frontal, parietal y temporal
	• Giros del cíngulo y parahipocámpico
		• El área funcional se asoció a la consolidación de la memoria y a la emoción
		• Dividido funcionalmente en:
		  • Formación hipocámpica
		  • Corteza límbica
		  • Complejo amigdalino

Lóbulo de la ínsula	Profundo al surco lateral, oculto por el opérculo frontal, parietal y temporal. Formado por giros cortos y largos; delimitado por un surco circular y un surco central	• Control de vísceras por el sistema nervioso autónomo. Relación con la corteza gustativa y olfatoria

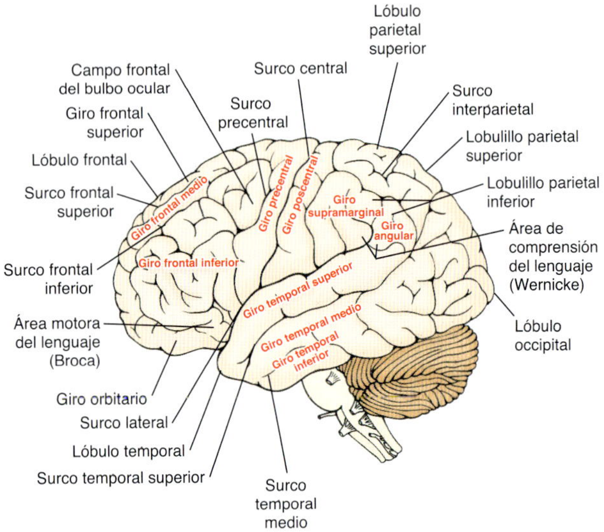

Figura 1-2. Giros y surcos principales.

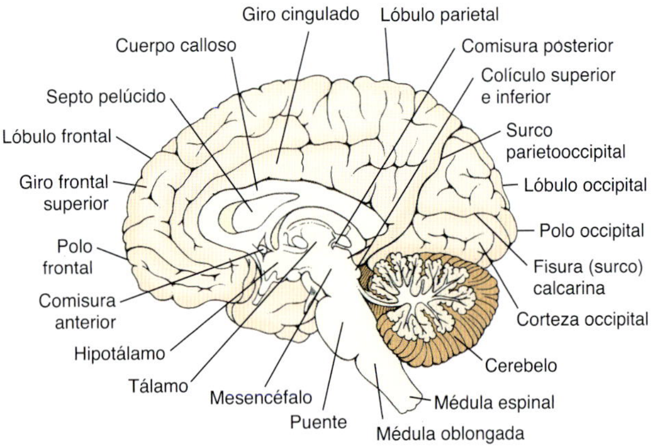

Figura 1-3. Plano medio sagital del encéfalo.

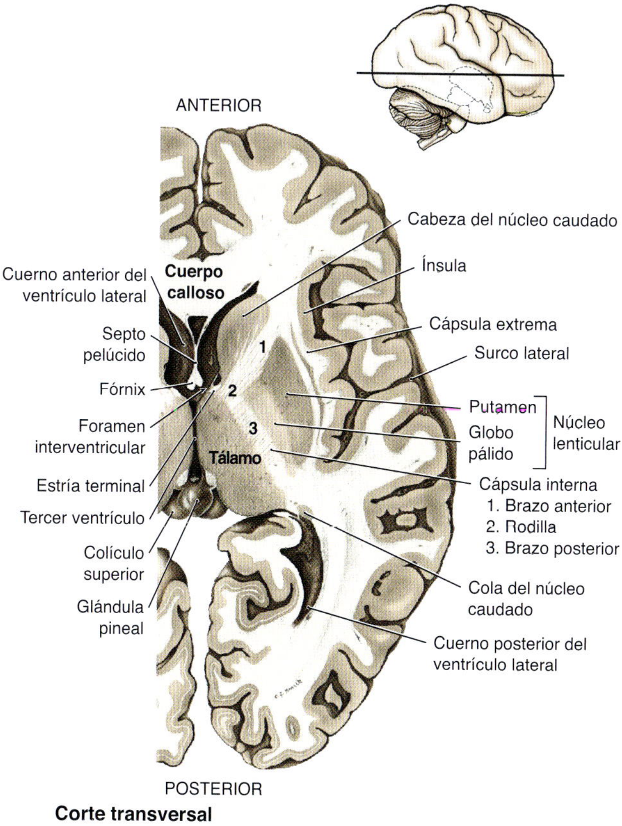

Figura 1-4. Corte transversal del diencéfalo.

VÍAS FIBROSAS ASOCIADAS CON EL CEREBRO

Estructura	Descripción	Relevancia
Cápsula interna	• Gran comisura de sustancia blanca en forma de embudo, que conecta la corteza cerebral con los centros inferiores • Se localiza entre el tálamo y los núcleos basales • Continúa en la parte inferior con los **pedúnculos cerebrales** y en la parte superior con la **corona radiada**	• Dividida en cinco partes: 1. Brazo anterior: conecta el tálamo anterior-giro del cíngulo y el núcleo dorsomedial con la corteza prefrontal 2. Brazo posterior: conecta la corteza motora con los núcleos ventral anterior y ventral lateral del tálamo 3. Rodilla: mezcla de fibras de los brazos anteriores y posteriores 4. Sublenticular: contiene las **radiaciones auditivas** desde el núcleo geniculado medial del tálamo hacia la corteza auditiva 5. Retrolenticular: contiene las **radiaciones ópticas** desde el núcleo geniculado lateral del tálamo hacia la corteza visual
Fascículo longitudinal superior	• Conecta las caras anterior y posterior de cada hemisferio • La parte inferior conecta las áreas de Broca y de Wernicke: **fascículo arcuato**	La lesión del fascículo arcuato se asocia con la **afasia de conducción**
Fascículo longitudinal inferior	Conecta los lóbulos occipital y temporal	Parte del fascículo occipitotemporal más grande
Cuerpo calloso	Gran comisura de sustancia blanca que conecta los hemisferios cerebrales derecho e izquierdo	Dividido en un rostro, una rodilla, un cuerpo y un rodete (esplenio)
Comisura anterior	Conecta los lóbulos temporales derecho e izquierdo	Marca el extremo anterior del diencéfalo
Fascículo uncinado	Conecta los lóbulos temporal y frontal	Asociado sobre todo al sistema límbico, conecta las estructuras límbicas del lóbulo temporal con la corteza orbitofrontal
Cíngulo	Gran vía de sustancia blanca que conecta partes de la corteza límbica	Se localiza dentro del giro cingulado y parahipocámpico

Conceptos complementarios

Las vías fibrosas de sustancia blanca que conectan las áreas corticales dentro de un hemisferio se conocen como *tractos* o *haces de asociación*; las que conectan los hemisferios son las *comisurales*.

Núcleos basales

Núcleos subcorticales del telencéfalo que se asocian con el sistema motor.

COMPONENTES DE LOS NÚCLEOS BASALES

Estructura	Descripción	Relevancia
Caudado	• Junto con el putamen, forma el **neoestriado** • Medial al putamen	• Conexiones numerosas con la corteza de asociación cerebral (p. ej., corteza prefrontal) • Aspectos cognitivos del movimiento
Putamen	• Junto con el caudado forma el **neoestriado** • Lateral al caudado • Forma la parte externa del **núcleo lenticular** junto con el globo pálido	• La mayor parte de la entrada (*input*) cerebral orientada a lo motor en los núcleos basales se dirige hacia el putamen
Globo pálido	• Localizado en la parte media del núcleo lenticular • Dividido en parte externa e interna	• La parte externa recibe las aferencias del estriado y las eferencias (*output*) van principalmente hacia el núcleo subtalámico • La parte interna recibe aferentes del núcleo subtalámico y del estriado, y se proyecta hacia el tálamo
Núcleo subtalámico	• Parte del diencéfalo • Componente clave de la **vía indirecta** a través del sistema nigroestriado	• Recibe aferentes del segmento externo del globo pálido • Proyecta eferentes excitatorios al segmento interno del globo pálido

Conceptos complementarios

Núcleos Basales

Los núcleos basales se conocen a menudo como *ganglios basales*. Sin embargo, como son grupos de cuerpos neuronales que se localizan dentro del SNC, *núcleos basales* es el término más apropiado.

Frecuentemente, el término *neoestriado* se abrevia como *estriado* (o *estriado dorsal*) en el uso común.

TERMINOLOGÍA ASOCIADA CON LOS NÚCLEOS BASALES

Término	Estructuras incluidas
Cuerpo estriado	Caudado, putamen y globo pálido
Neoestriado o estriado (dorsal)	Caudado y putamen
Pálido	Globo pálido (ambas partes)
Núcleo lentiforme o lenticular	Putamen y globo pálido

RED DE FIBRAS ASOCIADAS CON LOS NÚCLEOS BASALES

Estructura	Descripción	Relevancia
Asa lenticular	• Vía eferente de la fibra que parte del segmento interno del globo pálido	Forma una asa alrededor de la **cápsula interna** para unirse al **fascículo talámico**
Fascículo lenticular	• Influencia inhibitoria de la transmisión hacia el núcleo lateral ventral del tálamo	Pasa a través de la cápsula interna para unirse al fascículo talámico
Fascículo talámico	Vía fibrosa que contiene las fibras combinadas del asa y del fascículo lenticulares, así como proyecciones desde el cerebelo	• Las fibras de los núcleos basales hacen sinapsis sobre el núcleo ventral lateral del tálamo • Las fibras del cerebelo hacen sinapsis sobre el núcleo ventral anterior del tálamo
Vía nigroestriatal	Vía fibrosa que se proyecta desde la **porción compacta** de la **sustancia negra** hacia el estriado	La dopamina en el estriado proveniente de la sustancia negra modifica la actividad a través de los núcleos basales
Vía estriatonigral	Vía fibrosa que se proyecta desde el estriado hacia la sustancia negra	Los eferentes del estriado a la sustancia negra liberan ácido γ-aminobutírico (GABA) para disminuir la salida a partir de la sustancia negra

Conceptos complementarios

Comúnmente se presentan dos vías clásicas que han sido descritas a través de los núcleos basales (FIG. 1-5), aunque debe tomarse en cuenta que las interconexiones de los núcleos y de las estructuras asociadas son más numerosas y complejas de lo que se presenta aquí.

Desinhibición: cuando el núcleo responsable de inhibir la actividad de un segundo núcleo inhibitorio es inhibido; el resultado final es la actividad o, en este caso, la desinhibición.

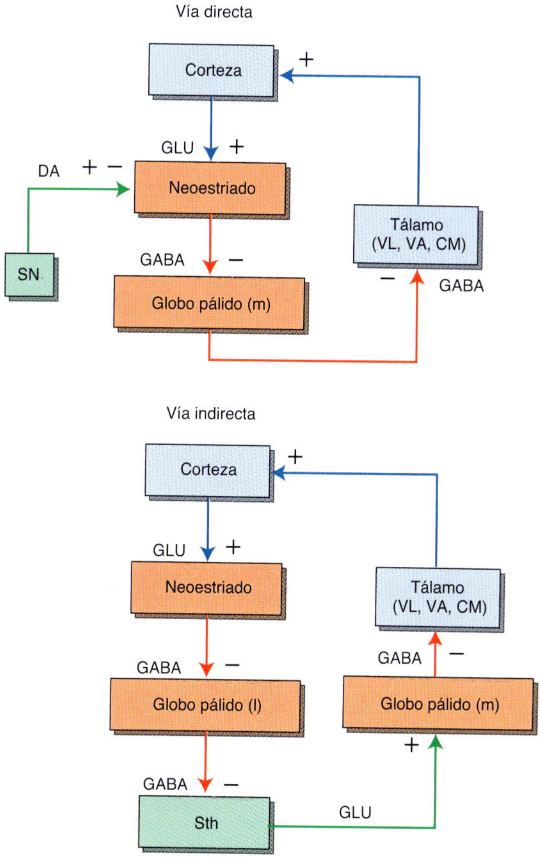

Figura 1-5. Vías directas e indirectas.
Flecha roja = inhibitorio; flecha verde = excitatorio; flecha azul = circuito excitatorio fuera de los núcleos basales.

Diencéfalo

El diencéfalo se localiza inmediatamente craneal con respecto al tronco del encéfalo (o encefálico) y entre los hemisferios cerebrales (FIG. 1-6).

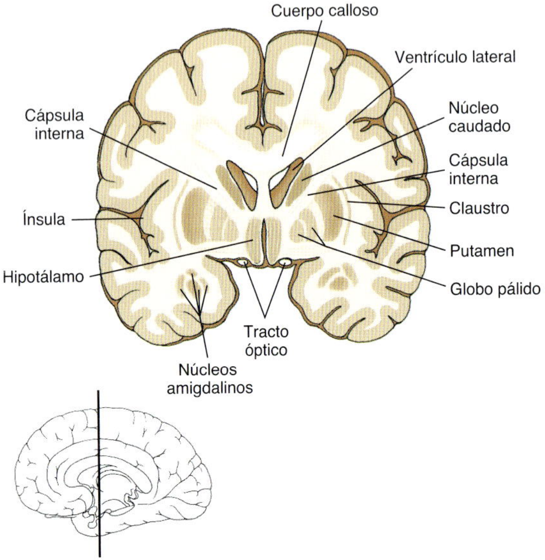

Figura 1-6. Corte frontal a través del diencéfalo.

PARTES DEL DIENCÉFALO		
Estructura	**Descripción**	**Relevancia**
Tálamo (dorsal)	• Se localiza posterior a la comisura anterior, superior al **surco hipotalámico** y anterior a la comisura posterior • Los tálamos están separados por el tercer ventrículo y se conectan por la adherencia intertalámica	Toda la información sensorial, excepto el olfato (que tiene una conexión indirecta), se conecta con el tálamo a medida que pasa a la corteza cerebral
Hipotálamo	Se localiza inferior al surco hipotalámico	Coordina los comportamientos relacionados con el impulso a través del control del sistema nervioso autónomo y mantiene la homeostasis a través del sistema endocrino
Epitálamo	La parte más posterior del diencéfalo	Los componentes primarios son la **glándula pineal** y la **habénula**

PARTES DEL DIENCÉFALO *(continuación)*		
Estructura	**Descripción**	**Relevancia**
Subtálamo	El componente principal es el núcleo subtalámico	Relacionado funcionalmente con los núcleos basales

Tálamo (dorsal)

La parte más grande del diencéfalo, el tálamo dorsal —o, más comúnmente, el tálamo—, consiste en dos grandes grupos ovoides de núcleos interconectados de manera característica por una adhesión intertalámica (FIG. 1-7). Los tálamos reciben la mayor parte de la aferencia desde los núcleos basales y toda la aferencia sensorial a excepción del olfato (con el cual se conecta de manera indirecta).

NÚCLEOS TALÁMICOS		
Núcleo	**Entrada**	**Salida**
Lateral dorsal	Tracto mamilotalámico	Giro del cíngulo
Lateral posterior	Corteza parietal (áreas 1 y 5)	
Ventral anterior	Núcleos basales	Corteza motora (áreas 4 y 6)
Ventral lateral	Núcleos basales, cerebelo y núcleo rojo	
Ventral posterior lateral	Tractos espinotalámicos y lemnisco medial	Corteza sensitiva (áreas 3, 1 y 2)
Ventral posterior medial	Tractos trigeminotalámicos, gusto (núcleo solitario)	
Dorsomedial	Corteza prefrontal y orbitaria y núcleos intralaminares	Corteza prefrontal y orbitaria, amígdala y corteza temporal
Medio	Corteza motora (área 4) y globo pálido	Corteza motora (área 4), estriado y se difunde a toda la corteza
Anterior	Hipotálamo vía el tracto mamilotalámico e hipocampo vía el fórnix	Giro del cíngulo
Pulvinar	Corteza de asociación de los lóbulos parietal, occipital y temporal; núcleos geniculados mediales y laterales; y colículo superior	Corteza de asociación de los lóbulos parietal, occipital y temporal
Geniculado medial	Nervio coclear > Colículo inferior	Corteza auditiva primaria (áreas 41 y 42)
Geniculado lateral	Retina > Tracto óptico	Corteza visual primaria (área 17) vía las radiaciones ópticas
Núcleo reticular	Todos los núcleos talámicos	

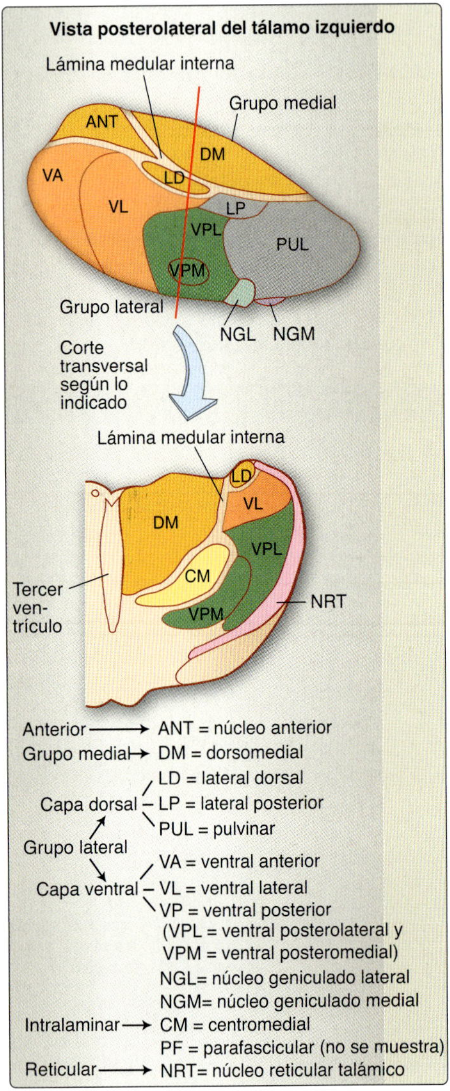

Figura 1-7. El tálamo.

Hipotálamo

El hipotálamo es la porción más inferior del diencéfalo. Funciona en conjunto con el sistema endocrino para mantener la homeostasis y gobierna las actividades del sistema nervioso autónomo. Se divide en una serie de regiones que contienen núcleos (FIG. 1-8). También puede dividirse en zonas intermedias y laterales.

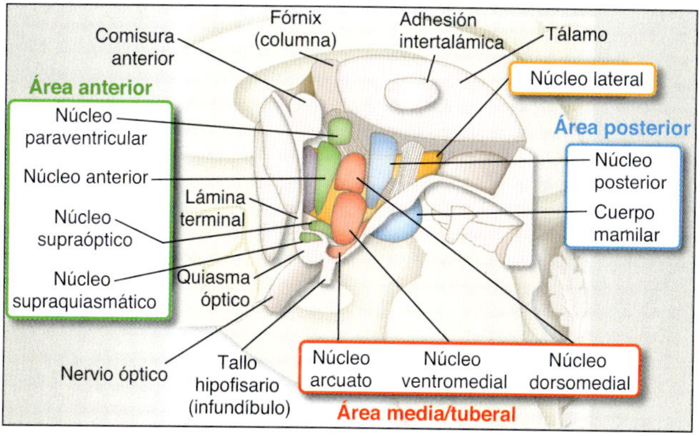

Figura 1-8. Los núcleos hipotalámicos.

PARTES DEL HIPOTÁLAMO			
Región	**Zona**	**Núcleo**	**Función**
Anterior	Medial	Preóptico	Contiene el **núcleo sexual dimorfo**; regula la liberación de hormonas gonadotropas; actividad parasimpática
		Supraóptico	Secreta oxitocina y vasopresina
		Paraventricular	Secreta oxitocina y vasopresina (porción magnocelular); secreta la hormona liberadora de corticotropina (porción parvocelular)
		Anterior	Implicada en la termorregulación; su destrucción causa hipotermia; papel en la regulación del sueño
		Supraquiasmático	Desempeña un papel en los ritmos circadianos (conexión con la glándula pineal)
	Lateral	Núcleos laterales	Inicia la acción de comer y de beber

(continúa)

PARTES DEL HIPOTÁLAMO *(continuación)*

Región	Zona	Núcleo	Función
Media o tuberal	Medial	Dorsomedial	Desempeña un papel en los ritmos circadianos, la alimentación y las emociones
		Ventromedial	Centro de la saciedad
		Arcuato	Secreta la hormona que libera la hormona del crecimiento
	Lateral	Núcleos laterales	Inicia actos de comer y beber
Posterior	Medial	Cuerpos mamilares	Consolidación de la memoria
		Núcleo posterior	Centro de la conservación del calor, despertar, vigilia
	Lateral	Núcleos laterales	Inicia la acción de comer y de beber

Conceptos complementarios

En términos generales, las caras anterior y medial del hipotálamo desempeñan un papel más «parasimpático», y las caras posterior y laterales tienen una función más «simpática».

Existen los siguientes centros funcionales en el hipotálamo:

1. Regulación de la temperatura
   a. Lesión del hipotálamo anterior = hipertermia
   b. Lesión del hipotálamo posterior = hipotermia
2. Consumo de alimentos
   a. Lesión del núcleo ventromedial = hiperfagia
   b. Lesión del hipotálamo lateral = hipofagia
3. Ciclo sueño-vigilia
   a. Lesión del hipotálamo anterior = insomnio
   b. Lesión del hipotálamo posterior = hipersomnia
4. Emociones: lesión ventromedial del núcleo = ira
5. Equilibrio hídrico: lesión del hipotálamo anterior = diabetes insípida

Tronco del encéfalo

El tronco del encéfalo (FIG. 1-9) es, desde el punto de vista filogenético, la parte más antigua del encéfalo. Superiormente, se continúa con el diencéfalo, e inferiormente se continúa con la médula espinal. Además de desempeñar una función importante de conducción, contiene el sistema de circuitos para la actividad refleja respiratoria y cardíaca.

Cerebelo

El cerebelo está implicado en la planeación, coordinación y modificación de las actividades motoras (FIG. 1-10).

PARTES DEL TRONCO DEL ENCÉFALO

Estructura	Descripción	Relevancia
Mesencéfalo (encéfalo medio)	• Parte superior del tronco del encéfalo • Posee un **techo** (*tectum*) integrado por los **colículos superior** e **inferior** • La superficie anterior tiene **pedúnculos cerebrales**	• Contiene el **acueducto mesencefálico** (**cerebral**) • Emergen los nervios **oculomotor** (NC III) y **troclear** (NC IV)
Puente (protuberancia)	• Parte intermedia entre el mesencéfalo y la médula oblongada • Se localiza anterior al cerebelo, con el cual se conecta mediante los **pedúnculos cerebelosos**	• Emergen los nervios **trigémino** (NC V), **abducens** (NC VI), **facial** (NC VII) y **vestibulococlear** (NC VIII) • Tiene una base prominente formada principalmente por fibras pontocerebelosas decusadas
Médula oblongada	• Parte inferior del tronco del encéfalo • Continúa inferiormente con la médula espinal a nivel del **foramen magno** • La superficie anterior tiene **pirámides**	• Emergen los nervios **glosofaríngeo** (NC IX), **vagal** (NC X) e **hipogloso** (NC XII)

PARTES DEL CEREBELO

Estructura	Descripción	Relevancia
Divisiones anteriores a posteriores	• Lóbulo anterior • Lóbulo posterior • Lóbulo floculonodular	• La parte anterior está separada de la posterior por una fisura primaria • La parte posterior está separada de la floculonodular por una fisura posterolateral
Divisiones laterales a mediales	• Hemisferio lateral • Hemisferio medial (paravermiano) • Vermis	Las divisiones laterales a mediales se basan en conexiones funcionales
Pedúnculos cerebelosos	• Superior • Medio • Inferior	Conectan el cerebelo con el tronco del encéfalo, principalmente el puente • Superior: principalmente eferentes cerebelosas • Medio: principalmente aferentes cerebelosas • Inferior: principalmente aferentes cerebelosas

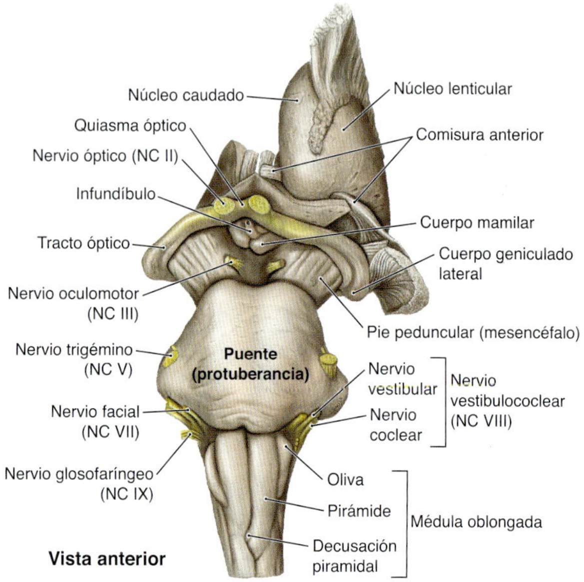

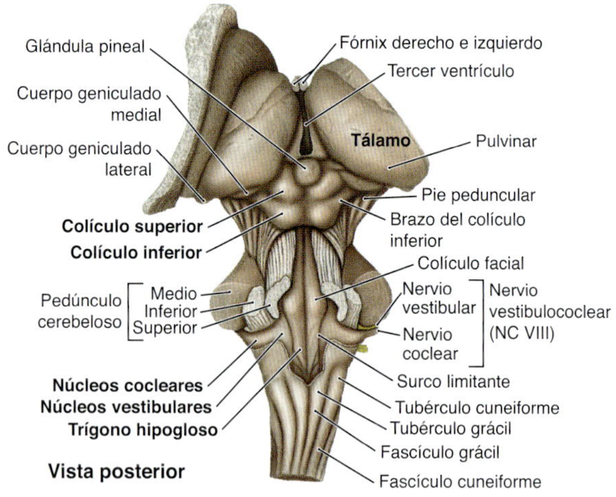

Figura 1-9. Vistas anterior y posterior del tronco del encéfalo.

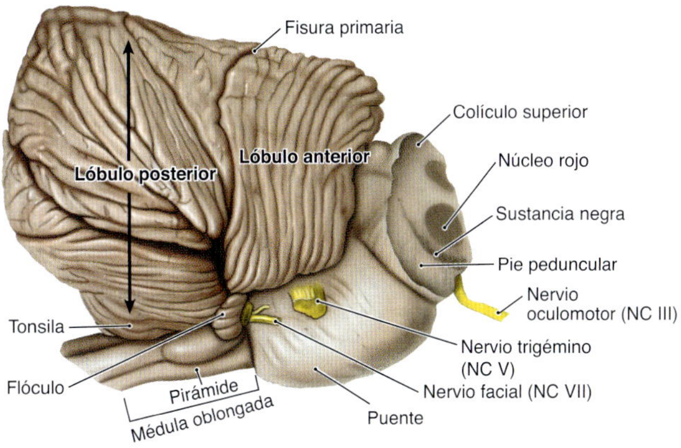

Figura 1-10. Vista lateral del cerebelo y del tronco del encéfalo.

Sistema nervioso periférico

El sistema nervioso periférico (SNP) está compuesto por todas las partes del sistema nervioso que no sean encéfalo o médula espinal, incluidos los nervios craneales y espinales, los plexos y los receptores.

Receptores periféricos

Los receptores del sistema nervioso (FIG. 1-11) se pueden clasificar por la función, el diámetro del axón o la velocidad de la conducción o el tipo, morfología o estructura de la fibra, o nivel de adaptación.

RECEPTORES PERIFÉRICOS

Tipo de mecanorreceptor	Estructura	Modalidad sensorial	Tipo de fibra	Adaptación
Terminaciones nerviosas libres	No encapsulados: sin cubierta de tejido conectivo en la terminación de las fibras nerviosas	Dolor y temperatura	A-δ C (desmielinizada)	Variable
Disco de Merkel		Tacto grueso	A-β o tipo II	Lenta
Corpúsculo de Pacini	Encapsulados: extremos de las fibras del nervio cubiertas por el tejido conectivo, lo que ayuda a la función del receptor	Presión y vibración		Muy rápida

(continúa)

RECEPTORES PERIFÉRICOS ***(continuación)***

Tipo de mecanorreceptor	Estructura	Modalidad sensorial	Tipo de fibra	Adaptación
Corpúsculo de Meissner		Tacto fino	A-β o tipo II	Rápida
Corpúsculo de Ruffini		Tensión y estiramiento		
Husos musculares		Estiramiento muscular	A-α o tipo Ia A-β o tipo II	Lenta
Órgano tendinoso de Golgi		Tensión muscular	A-α o tipo Ib	

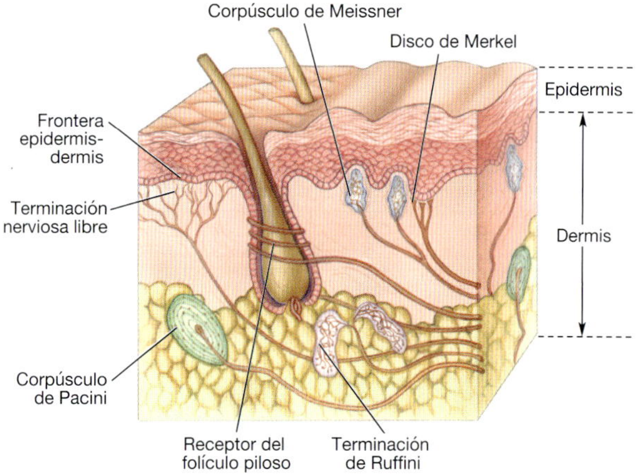

Figura 1-11. Receptores periféricos en la piel.

Conceptos complementarios

Por lo general el sistema de clasificación alfabético se utiliza para las fibras motoras, y el numérico se usa para las fibras sensitivas. Hay muchas excepciones; por ejemplo, el «dolor lento» se transmite por las fibras C, que no suelen ser designadas como fibras tipo IV.

Nervios periféricos

Un nervio es una colección de axones unidos entre sí por tejido conectivo que sirve para transmitir señales eléctricas entre el SNC y la periferia **(FIG. 1-12)**.

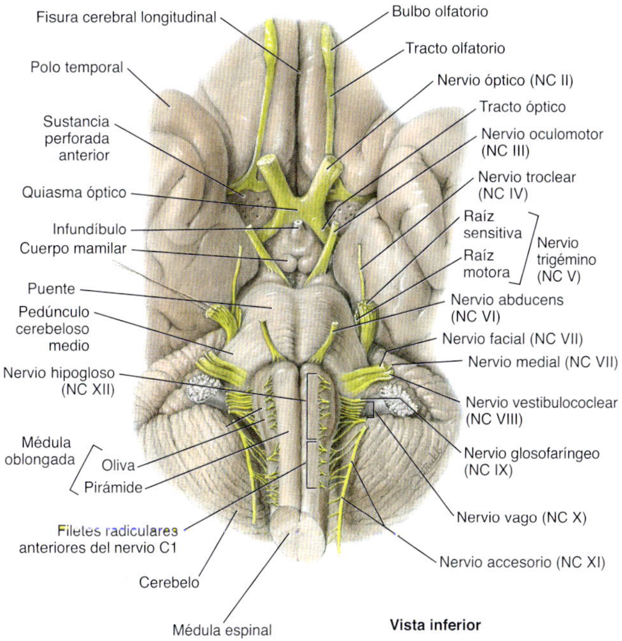

Figura 1-12. Nervios craneales en la base del encéfalo.

CLASIFICACIÓN DE LAS FIBRAS NERVIOSAS

Fibra	Diámetro (mm)[a]	Velocidad de conducción (m/s)	Función
Axones sensitivos			
Ia (A-α)	12-20	70-120	Propiocepción, husos musculares
Ib (A-α)	12-20	70-120	Propiocepción, órgano tendinoso de Golgi, órganos
II (A-β)	5-12	30-70	Tacto, presión y vibración
III (A-δ)	2-5	12-30	Tacto, presión, dolor rápido y temperatura
IV (C)	0.5-1	0.5-2	Dolor lento y temperatura, fibras no mielinizadas

(continúa)

CLASIFICACIÓN DE LAS FIBRAS NERVIOSAS *(continuación)*

Fibra	Diámetro (mm)[a]	Velocidad de conducción (m/s)	Función
Axones motores			
Alfa (A-α)	12-20	15-120	Motoneuronas α del cuerno anterior (inervan las fibras musculares extrafusales)
Gamma (A-α)	2-10	10-45	Motoneuronas γ del cuerno (inervan las fibras musculares intrafusales)
Fibras autónomas preganglionares (B)	<3	3-15	Fibras autónomas preganglionares mielinizadas
Fibras autónomas posganglionares (C)	1	2	Fibras autónomas posganglionares no mielinizadas

[a] Se incluye la vaina de mielina, si está presente.

De Gould DJ, Brueckner-Collins JK, Fix JD. *High-Yield Neuroanatomy*, 5.ª edición. Filadelfia, PA: Wolters Kluwer; 2016.

NERVIOS PERIFÉRICOS

Estructura	Descripción	Relevancia
Nervio craneal	• Olfatorio (NC I): solo sensorial	• NC I: sentido especial del olfato
	• Óptico (NC II): solo sensorial	• NC II: sentido especial de la visión
	• Oculomotor (NC III): solo motor	• NC III: motor para cuatro de los seis músculos extraoculares; parasimpático para esfínter de la pupila y del músculo ciliar
	• Troclear (NC IV): solo motor	• NC IV: motor para el oblicuo superior
	• Trigémino (NC V): sensorial y motor	• NC V: sensorial para cara; motor para ocho músculos, incluyendo los músculos de la masticación
	• Abducens (NC VI): solo motor	• NC VI: motor para músculo recto lateral
	• Facial (NC VII): sensorial y motor	• NC VII: motor para músculos de la expresión facial; sensorial para oído externo; parasimpático para glándulas salivales submandibulares y sublinguales y para glándulas lacrimales; sentido especial del gusto para los 2/3 anteriores de la lengua

NERVIOS PERIFÉRICOS *(continuación)*		
Estructura	**Descripción**	**Relevancia**
Nervio craneal	• Vestibulococlear (NC VIII): solo sensorial	• NC VIII: sentido especial de la audición y del equilibrio
	• Glosofaríngeo (NC IX): sensorial y motor	• NC IX: motor para estilofaríngeo; parasimpático para glándula parótida; sensorial para faringe y oído medio; sentido especial del gusto para el 1/3 posterior de la lengua
	• Vago (NC X): sensorial y motor	• NC X: motor para velo del paladar, laringe y faringe; parasimpático para tórax y abdomen; sensorial para oído externo
	• Accesorio (NC XI): solo motor	• NC XI: motor para esternocleidomastoideo y para trapecio
	• Hipogloso (NC XII): solo motor	• NC XII: motor para musculatura de la lengua

Nervio espinal	• 31 pares
	• Formado por la combinación de raíces anteriores y posteriores
	• Termina como ramos primarios anterior y posterior
		• Dividido en:
		  • 8 pares de nervios espinales cervicales (C1-C8)
		  • 12 pares torácicos (T1-T12)
		  • 5 pares lumbares (L1-L5)
		  • 5 pares sacros (S1-S5)
		  • 1 par coccígeo
		  • Puede contener fibras posganglionares simpáticas, motoras somáticas y fibras sensitivas

Conceptos complementarios

El NC I es un conjunto de fibras procedentes de células bipolares suspendidas en la parte superior de la cavidad nasal: los filetes olfatorios (nervios olfatorios); en realidad no es un nervio propiamente dicho. El NC XI se origina a partir de la cara posterior del cuerno anterior de la médula espinal cervical y, por tanto, no es realmente un nervio craneal (aunque una porción nace en la médula oblongada).

Las raíces anteriores y posteriores (filetes radiculares) se unen para formar el **nervio espinal**. El nervio espinal propiamente dicho es una estructura muy corta de ~1 cm de longitud, aunque el término se usa con frecuencia para describir los nervios del SNP. El nervio espinal termina dividiéndose en **ramos anteriores** y **posteriores**. Los plexos somáticos, tales como el **cervical**, el **braquial** y el **sacrolumbar**, son formados únicamente por **ramos anteriores**; los **ramos posteriores** permanecen segmentarios.

Cada par de nervios espinales (o del segmento de la médula espinal) provee una franja de piel con inervación sensitiva: un **dermatoma**. Esto se diferencia a menudo del **patrón de inervación cutánea**, que es el área de la piel provista de inervación sensitiva por un nervio periférico individual. Este es resultado de los nervios periféricos que emergen de los plexos, donde los ramos anteriores se unen e intercambian fibras de los diferentes niveles de la médula espinal. En el tronco, no hay formación de plexo, y el patrón de la inervación cutánea y del dermatoma son el mismo.

Mnemotecnia

Olimpia Odiaba Ordenar Tantos Triques, Al Final Vive Guardando Viejos Artículos Históricos

Esta frase corresponde a los nombres de los nervios craneales.

- **O**lfatorio (NC I)
- **Ó**ptico (NC II)
- **O**culomotor (NC III)
- **T**roclear (NC IV)
- **T**rigémino (NC V)
- **A**bducens (NC VI)
- **F**acial (NC VII)
- **V**estibulococlear (NC VIII), conocido antes como «nervio auditivo»
- **G**losofaríngeo (NC IX)
- **V**ago (NC X)
- **A**ccesorio (NC XI)
- **H**ipogloso (NC XII)

Si Sales Mañana Mismo, Ahorrarás Mil Años Santos. Anda Ana, ¡Muévete Mujer!

Esta frase corresponde a las funciones de los nervios craneales.

- Olfatorio (NC I): **S**ensorial
- Óptico (NC II): **S**ensorial
- Oculomotor (NC III): **M**otor
- Troclear (NC IV): **M**otor
- Trigémino (NC V): **A**mbos, sensorial y motor
- Abducens (NC VI): **M**otor
- Facial (NC VII): **A**mbos, sensorial y motor
- Vestibulococlear (NC VIII): **S**ensorial
- Glosofaríngeo (NC IX): **A**mbos, sensorial y motor
- Nervio vago (NC X): **A**mbos, sensorial y motor
- Accesorio (NC XI): **M**otor
- Hipogloso (NC XII): **M**otor

Médula espinal

La médula espinal se extiende desde el foramen magno, donde se continúa por todo el conducto medular hasta formar un extremo ahusado conocido como el **cono medular**, en el nivel vertebral L1 a L2 (FIG. 1-13). Sirve como centro reflejo y vía de conducción, al conectar el encéfalo con la periferia. Da lugar a 31 pares de nervios espinales.

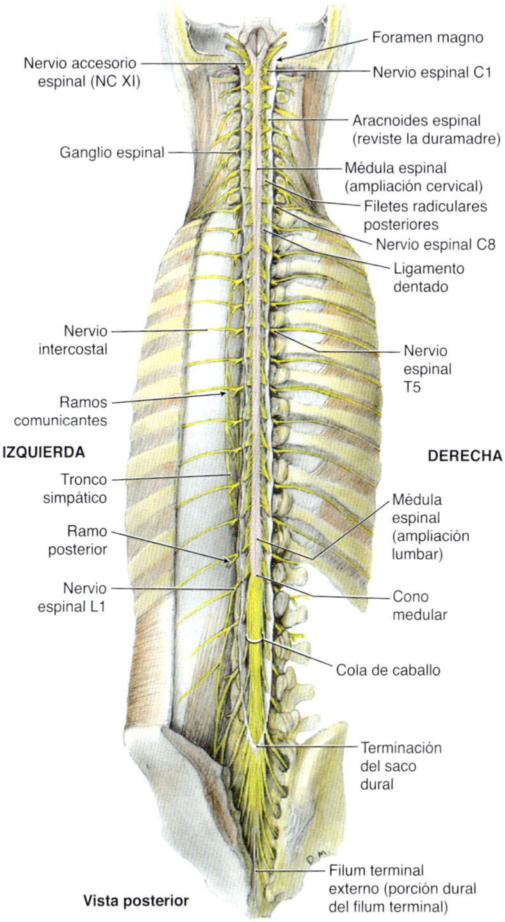

Figura 1-13. La médula espinal.

PARTES DE LA MÉDULA ESPINAL

Característica	Descripción	Relevancia
Intumescencia cervical	Parte ensanchada de la médula espinal entre C4 y T1	Da lugar a los ramos anteriores que forman el **plexo braquial**; innervación de los miembros superiores
Intumescencia lumbar	Parte ensanchada de la médula espinal entre L1 y S3	Da lugar a los ramos anteriores que forman el **plexo lumbosacro**; innervación de los miembros inferiores
Cono medular	Extremo ahusado inferior de la médula espinal	• Localizado en el nivel vertebral L1-L2 • Las raíces del nervio cerca del cono contribuyen a la cola de caballo
Cola de caballo	Cúmulo de raíces anteriores y posteriores desde el extremo inferior de la médula espinal	Localizada en la **cisterna lumbar**; una continuación del espacio subaracnoideo en el **saco dural** inferior al cono medular
Sustancia gris	Localizada en la profundidad de la médula espinal, dentro de la sustancia blanca	Dividida en cuerno posterior, lateral (entre T1 y L2) y anterior (internamente se divide en 10 láminas)
Sustancia blanca	Localizada en la superficie de la médula espinal, rodeando la sustancia gris	Dividida en cordones anteriores, laterales y posteriores; contiene tractos de fibras ascendentes y descendentes

DESARROLLO

El sistema nervioso comienza a formarse en la tercera semana del desarrollo. La primera evidencia del desarrollo del sistema nervioso es un engrosamiento del ectodermo del embrión trilaminar, la **placa neural** (FIG. 1-14).

Relevancia clínica

La falla en el cierre del neuroporo rostral (anterior) puede causar **anencefalia**, un defecto congénito grave en el cual el encéfalo y la calvaria (bóveda craneal) no pueden desarrollarse. La falla en el cierre del neuroporo caudal (posterior) puede conducir a la **espina bífida**, que incluye las siguientes variantes (presentadas por orden de gravedad):

- Oculta: defecto vertebral del arco solamente.
- Quística, que tiene dos formas:

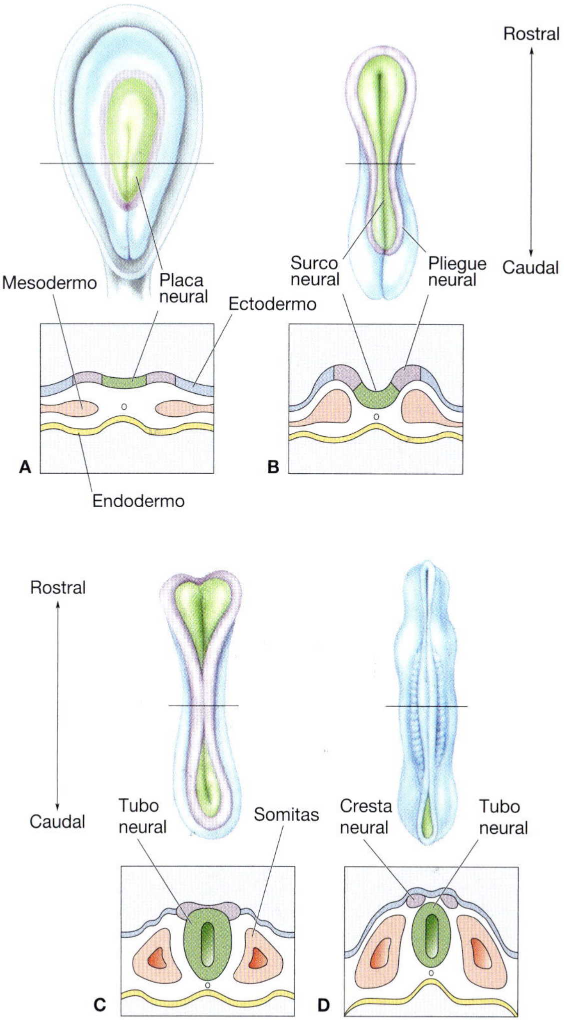

Figura 1-14. Dorso del embrión.

DESARROLLO DE LA MÉDULA ESPINAL

Primer día de aparición	Estructura	Relevancia
18	Placa neural	Engrosamiento del ectodermo entre el **nodo primitivo** y la **membrana orofaríngea**
20	Surco neural Pliegue neural	El engrosamiento continuo de la placa neural en su periferia forma un surco neural medio, con los pliegues neurales engrosados en el costado del surco
22	Tubo neural	· Los pliegues neurales se unen en el medio para formar el tubo neural; la fusión de los pliegues procede **craneal** y **caudalmente**, dejando eventualmente un neuroporo rostral (anterior) y uno caudal (posterior) · El tubo neural se separa del ectodermo superficial para yacer entre él y la notocorda · La porción craneal del tubo neural forma el encéfalo; la porción caudal da lugar a la médula espinal; el lumen del tubo forma el conducto central de la médula espinal y el sistema ventricular del encéfalo
	Neuroporo rostral (anterior)	Se cierra aproximadamente en el día 25; forma la **lámina terminal** del adulto
	Neuroporo caudal (posterior)	Se cierra aproximadamente en el día 27

  - Meningocele: las meninges se proyectan a través del defecto del arco vertebral, formando un quiste lleno de líquido cerebroespinal (LCE).
  - Meningomielocele: el tejido de la médula espinal se proyecta a través del defecto en el arco vertebral en un quiste meníngeo lleno de LCE.
- Mielosquisis: tubo neural abierto.

Cresta neural

La cresta neural es una población migratoria de células pluripotentes que se disocian durante la formación del tubo neural (FIG. 1-15). Las células de la cresta neural migran a través del cuerpo para formar una multiplicidad de estructuras en los adultos.

DERIVADOS DE LA CRESTA NEURAL

Estructura	Relevancia
Leptomeninges	Forma la piamadre y la aracnoides
Células de los ganglios autónomos	Somas simpáticos y parasimpáticos posganglionares

DERIVADOS DE LA CRESTA NEURAL *(continuación)*

Estructura	Relevancia
Células de los ganglios nerviosos espinal y craneal	Somas sensitivos de primer orden
Células de Schwann	Forman la mielina en el sistema nervioso periférico
Células cromafines	Células neuroendocrinas localizadas en la médula suprarrenal
Melanocitos	Células productoras de la pigmentación de la epidermis
Esqueleto del arco faríngeo	Componentes del tejido conectivo y esquelético de los arcos faríngeos
Septo aortopulmonar	Tabique de tejido conectivo que divide la aorta y el tronco pulmonar en el corazón
Odontoblastos	Células que forman la dentina en los dientes
Células parafoliculares	Células productoras de calcitonina de la glándula tiroides

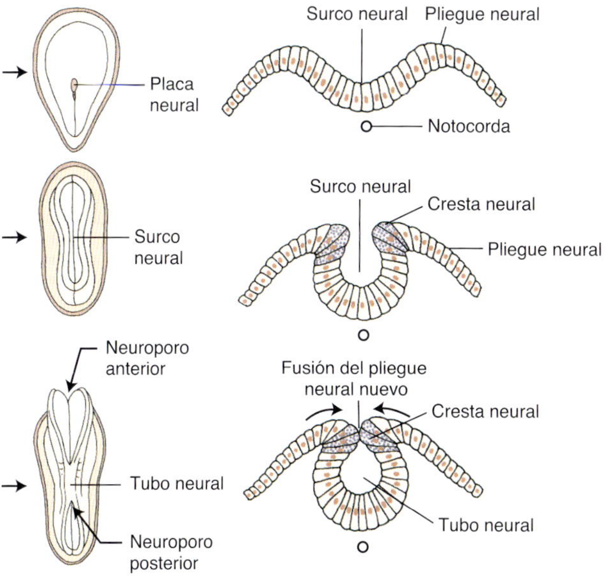

Figura 1-15. Desarrollo del sistema nervioso central. *(continúa)*

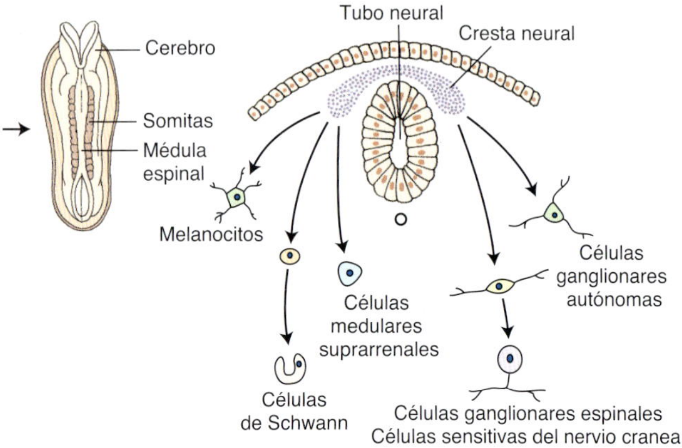

Figura 1-15. *(continuación).* Desarrollo del sistema nervioso central.

Relevancia clínica

Dado que las células de la cresta neural migran tan extensamente a través del cuerpo y son responsables de la formación correcta de tantas estructuras, la interrupción de su migración causa a menudo síndromes debilitantes tales como el de Treacher Collins y el de Pierre Robin, que pueden afectar la cara, el corazón, el metabolismo y el sistema nervioso.

Tubo neural

Durante la cuarta semana de la gestación, el tubo neural se expande y dilata para formar vesículas (FIG. 1-16). La luz del tubo forma el sistema ventricular del encéfalo.

DESARROLLO DEL ENCÉFALO			
Vesícula primaria	**Vesícula secundaria**	**Estructura adulta**	**Sistema ventricular**
Prosencéfalo (encéfalo anterior)	Telencéfalo	Hemisferios cerebrales Bulbos olfatorios	(Dos) ventrículos laterales
	Diencéfalo	Tálamos	Tercer ventrículo
Mesencéfalo (encéfalo medio)	Mesencéfalo	Mesencéfalo	Acueducto mesencefálico (cerebral)

DESARROLLO DEL ENCÉFALO *(continuación)*

Vesícula primaria	Vesícula secundaria	Estructura adulta	Sistema ventricular
		Flexión cefálica	
Rombencéfalo (encéfalo posterior)	Metencéfalo	Puente (protuberancia)	Cuarto ventrículo
		Cerebelo	
	Mielencéfalo	Médula oblongada	
		Flexión cervical	
Médula espinal en desarrollo		Médula espinal	Conducto central

Conceptos complementarios

Los engrosamientos del ectodermo neural dan lugar a (1) las **placodas olfatorias**, las cuales forman el NC I e inducen la formación de los **bulbos olfatorios**, y (2) las **placodas óticas**, las cuales forman el NC VIII y los aparatos sensoriales del oído interno.

Relevancia clínica

La **hidrocefalia** es una dilatación de los ventrículos en desarrollo causada por el LCE en exceso, generalmente por la incapacidad (obstrucción) del sistema de drenado ventricular para extraer el LCE y ponerlo en circulación.

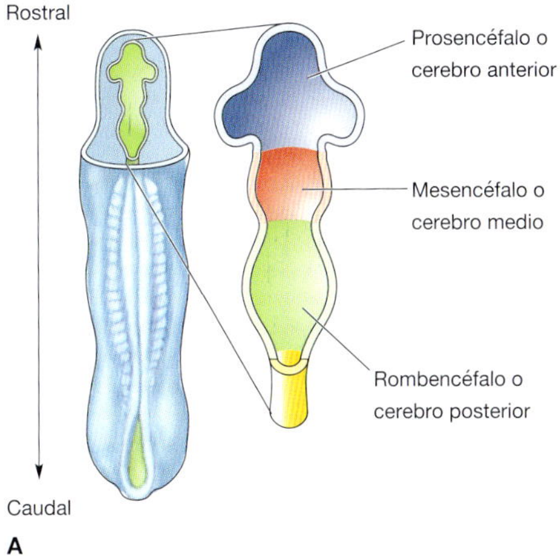

Figura 1-16. A. Vesículas primarias del encéfalo. *(continúa)*

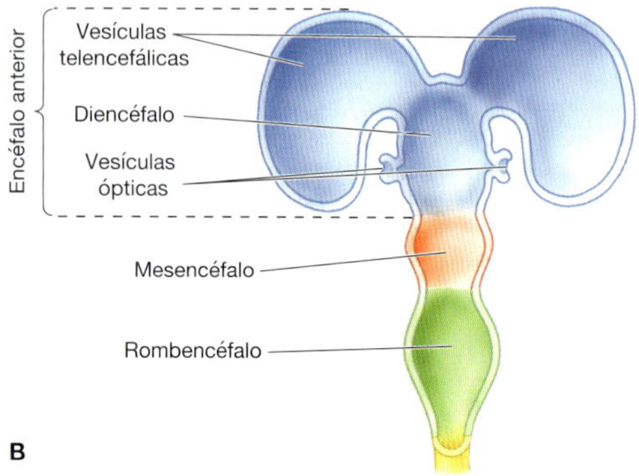

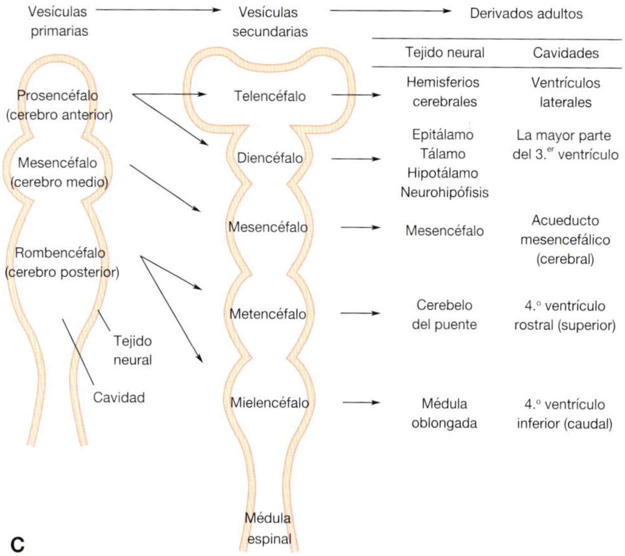

Figura 1-16. *(continuación).* **B.** Vesículas secundarias del encéfalo. **C.** Derivados de las vesículas.

Pared del tubo neural

La pared del tubo neural se divide en tres capas.

CAPAS DE LA PARED DEL TUBO NEURAL

Capa	Localización	Relevancia
Neuroepitelio (ventricular)	Interna: adyacente a la luz del tubo	Formado por las **células ependimarias** que recubren el canal central y los ventrículos
Manto (intermedio)	Capa media	Formado por neuronas y glía; da lugar a la sustancia gris
Marginal	Exterior	Contiene fibras de las neuronas y la glía; da origen a la sustancia blanca

Médula espinal

La médula espinal se desarrolla a partir del tubo neural, inferior al cuarto par de somitas. Se divide transversalmente en placas (FIG. 1-17).

DERIVADOS DE LAS PLACAS DE LA MÉDULA ESPINAL

Placa	Posición	Estructuras adultas
Alar	Posterior/lateral	Cuernos posteriores: sensorial
	Surco limitante: separa la placa alar de la basal	
Basal	Anterior/lateral	Cuernos anteriores: motores
Techo	Posterior	Cubierta posterior del conducto central
Piso	Anterior	Comisura blanca anterior

Conceptos complementarios

Los surcos limitantes son visibles en el piso del cuarto ventrículo en el tronco del encéfalo adulto y son un punto de referencia útil para separar los núcleos motores y sensoriales.

En un lactante, la médula espinal extiende la longitud del conducto vertebral; el crecimiento del conducto vertebral sobrepasa el de la médula espinal de forma que, en el adulto, esta se extiende solamente del nivel vertebral L1 al L2.

Relevancia clínica

El saco dural continúa hasta la cara más inferior del conducto vertebral. Está lleno de la cola de caballo, del filum terminal y de LCE; así, debido a que la médula espinal termina en el nivel vertebral L1 a L2, el saco dural es un excelente lugar del cual extraer LCE, como se hace en la punción lumbar.

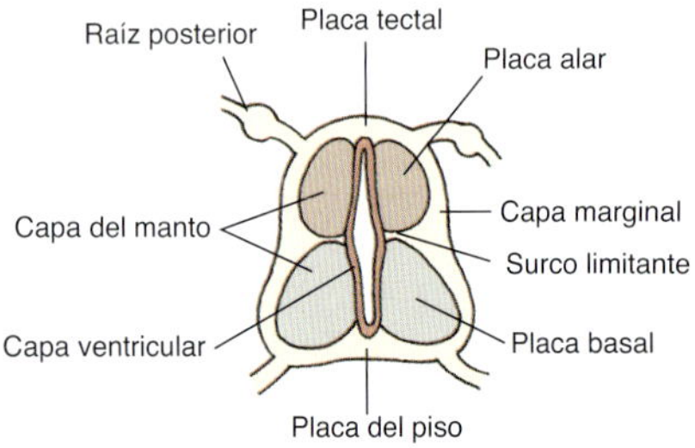

Figura 1-17. Corte transversal de la médula espinal en desarrollo.

NEUROHISTOLOGÍA

Las células del sistema nervioso —neuronas y glía— se derivan del neuroectodermo **(FIGS. 1-18 a 1-19)**.

Conceptos complementarios

La mielina es una envoltura eléctricamente aislante de las fibras nerviosas que forma la vaina de mielina. Las fibras nerviosas se encuentran envueltas en segmentos llamados *internodos*, con brechas entre sí conocidas como **nodos de Ranvier** **(FIG. 1-20)**. El potencial de acción

TIPOS DE CÉLULAS DEL SISTEMA NERVIOSO		
Tipo de célula	**Características generales**	**Características singulares**
Neurona	• Generalmente no es capaz de dividirse • Capaz de enviar y de recibir señales electroquímicas • Integrada por un cuerpo celular, dendritas y un axón • Las motoneuronas conducen señales a los órganos efectores; las neuronas sensitivas reciben señales de los receptores; las interneuronas (internunciales) conectan las motoneuronas y las sensitivas y tienen una función integradora	• **Multipolar**: la más común; un axón y múltiples dendritas; motoneuronas e interneuronas • **Bipolar**: sensorial solamente; ganglios del NC VIII, de la retina y del epitelio olfatorio • **Seudounipolar**: sensorial; ganglios sensitivos de los nervios craneales y de los ganglios espinales; núcleo mesencefálico

TIPOS DE CÉLULAS DEL SISTEMA NERVIOSO ***(continuación)***

Tipo de célula	Características generales	Características singulares

Astrocito	• La mayoría de las células en el SNC
	• Función en/como:
	  • Barrera hemato-encefálica
	  • Amortiguador iónico
	  • Cicatriz glial
	  • Soporte estructural
	  • Reserva de glucógeno
	  • Soporte metabólico
	  • Pila de neurotrans-misores
	  • Modificador sináptico
		• Fibroso: se localiza en la sustancia blanca
		• Protoplásmico: se localiza en la sustancia gris
		• Radial: papel en la guía de la migración neuronal durante el desarrollo

Microglía	• Origen monocítico • Función como macró-fagos • Migratoria	• **Activada**: papel fagocitario • **En reposo**: forma inactiva
Oligodendrocitos	Células formadoras de mie-lina del SNC; un oligoden-drocito puede mielinizar las partes de varios axones	• **Células satélite**: se localizan en la sustancia gris • **Interfasciculares**: se localizan en la sustancia blanca
Ependimarias	Células epiteliales que recu-bren el conducto central y los ventrículos	El componente epitelial del **plexo coroideo**, que produce el LCE
Schwann	Células formadoras de mielina del SNP; una célula de Schwann mieliniza un internodo de un axón	Invierte y da sostén a los axones desmielinizados

puede «saltar» de nodo a nodo en un proceso llamado *conducción saltatoria*, acelerando así la señal hacia la sinapsis.

Las fibras nerviosas individuales y su envoltura de mielina (si está presente) se encuentran envueltas en una capa de tejido conectivo: el **endoneuro**; el **perineuro** envuelve múltiples fibras juntas en un **fascículo**. Los fascículos y los vasos sanguíneos pequeños aparecen envueltos por el **epineuro** para formar un nervio periférico.

Relevancia clínica

Los axones en el SNP son capaces de regenerarse si la parte del axón distal a la lesión permanece intacta y la envoltura endoneural es aún patente.

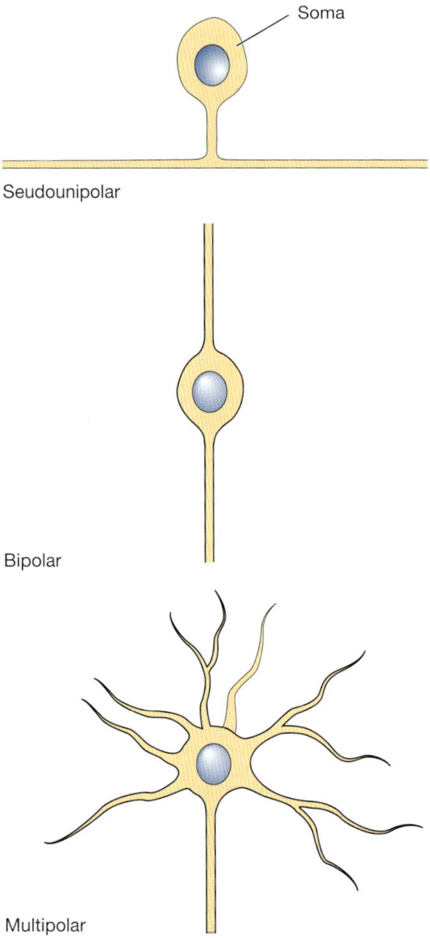

Figura 1-18. Clasificación de las neuronas.

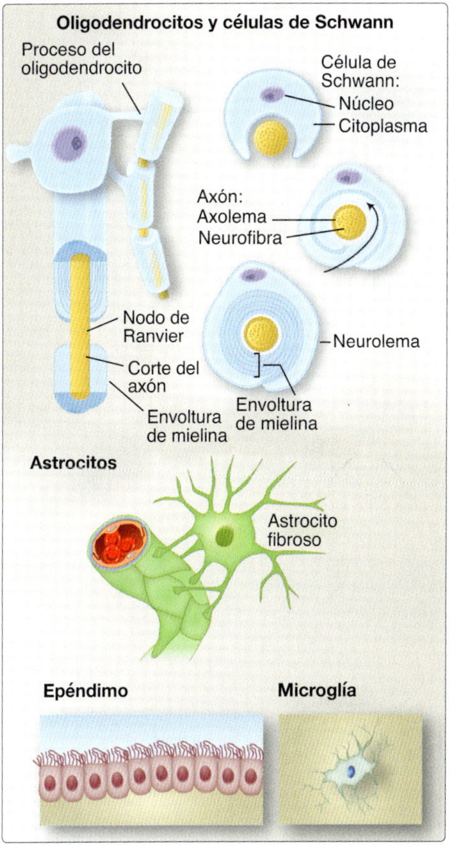

Figura 1-19. Glía.

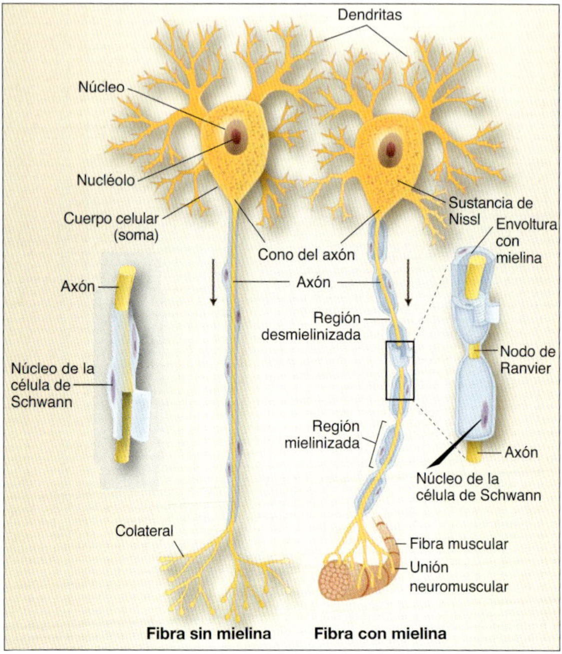

Figura 1-20. La neurona.

PARTES DE UNA NEURONA (FIG. 1-20)

Parte	Estructura	Relevancia
Cuerpo de la célula (soma)	• Núcleo grande con **sustancia de Nissl** (retículo endoplasmático rugoso [RER]) • Nucléolo grande • Numerosas mitocondrias	• Una cantidad significativa de RER indica un papel importante en la síntesis de proteínas • Elementos citoesqueléticos integrados por neurofilamentos, microfilamentos y microtúbulos; para el transporte de vesículas, el crecimiento axonal y la estructura
Axón	• Uno solo • Puede ser con o sin mielina	• Transporte activo: **anterógrado** (lejos del soma), **retrógrado** (hacia el soma)
Dendrita(s)	Pueden ir de una a muchas	• Conducen impulsos hacia el cuerpo celular • Pueden poseer **espinas dendríticas**: sitio del contacto sináptico

MENINGES

Las meninges protegen y dan soporte al encéfalo y la médula espinal (FIG. 1-21). Desde el exterior hasta el interior, las meninges son la duramadre, la aracnoides y la piamadre (FIG. 1-22).

MENINGES Y ESPACIOS ALREDEDOR DEL ENCÉFALO

Capa (de fuera hacia dentro)	Descripción	Relevancia
	Cráneo	
Espacio epidural	• Espacio potencial • Contiene las arterias y las venas meníngeas	Sitio del hematoma epidural; normalmente resultado de traumatismos a una arteria meníngea
Duramadre	• Capa externa sólida, no flexible • Se adhiere dentro del cráneo • Es irrigada por las arterias meníngeas	• Se separa en dos capas para formar los **septos durales** en varios sitios • Sensible al dolor (p. ej., del estiramiento); la dura supratentorial es innervada por el NC V; la dura infratentorial es innervada por el NC X
Espacio subdural	Espacio potencial	Sitio del hematoma subdural; típicamente resulta del daño a las venas craneales (comunicantes)
Aracnoides	• Capa delicada; se adhiere a la duramadre por presión del LCE y las **células de la frontera dural** • Parte de las **leptomeninges** con la piamadre	• Avascular • Recubre la duramadre • Algunas evaginaciones de la aracnoides entran a través de la duramadre en el **seno sagital superior** vía las vellosidades aracnoideas para permitir que el LCE se mueva desde el **espacio subaracnoideo** hasta el sistema venoso dural
Espacio subaracnoideo	• Espacio lleno de LCE entre la aracnoides y la piamadre • Se ensancha en varias zonas donde la *arachnoid mater* hace puente sobre irregularidades de la superficie del encéfalo para formar **cisternas subaracnoideas** llenas de LCE (p. ej., la **cisterna magna**)	• Sitio de la hemorragia subaracnoidea; puede ser una arteria o vena cerebral • Atravesado por las **trabéculas aracnoideas**, que ayudan a estabilizar el encéfalo

(continúa)

MENINGES Y ESPACIOS ALREDEDOR DEL ENCÉFALO *(continuación)*

Capa (de fuera hacia dentro)	Descripción	Relevancia
Piamadre	• Parte de las leptomeninges con la sustancia aracnoidea • Reviste la superficie del encéfalo	• Membrana altamente vascularizada • Se extiende a lo largo de las terminaciones próximas de los vasos sanguíneos como **espacio perivascular**
	Encéfalo	

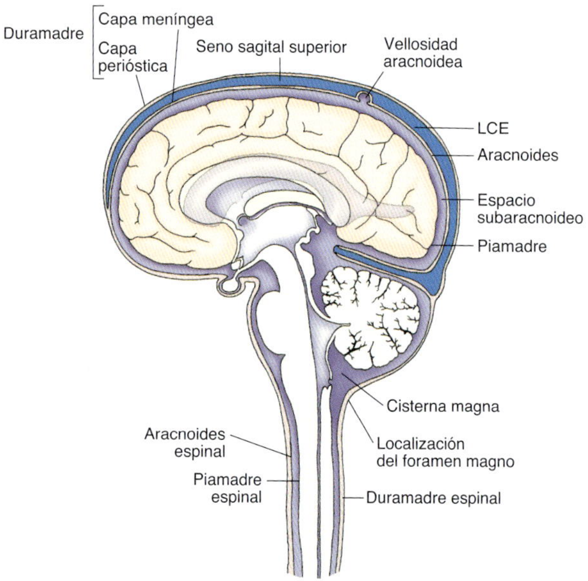

Figura 1-21. Las meninges.

Relevancia clínica

Meningitis: inflamación de las meninges; puede ser viral, bacteriana o causada por un microorganismo. Se considera grave debido a su capacidad de diseminarse rápidamente por todo el SNC y debido a la proximidad de las meninges al encéfalo y a la médula espinal.

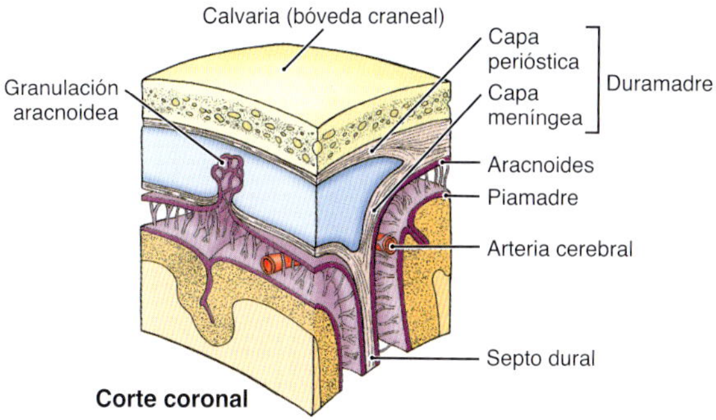

Figura 1-22. Las meninges (vista amplificada).

Pliegues y senos durales

En varias áreas de la calvaria (bóveda craneal), la duramadre se separa en dos capas diferentes: una **capa perióstica** que recubre el cráneo y una **capa meníngea** que forma los **septos durales** que se extienden en la cavidad craneal entre las partes del encéfalo a manera de soporte **(FIG. 1-23)**. En el borde adjunto de cada uno de los septos durales hay un espacio entre las capas meníngea y perióstica de la duramadre: el **seno dural**. Los senos durales son conductos venosos que carecen de válvulas, grandes, revestidos por epéndimo, que reciben el LCE vía las vellosidades aracnoideas.

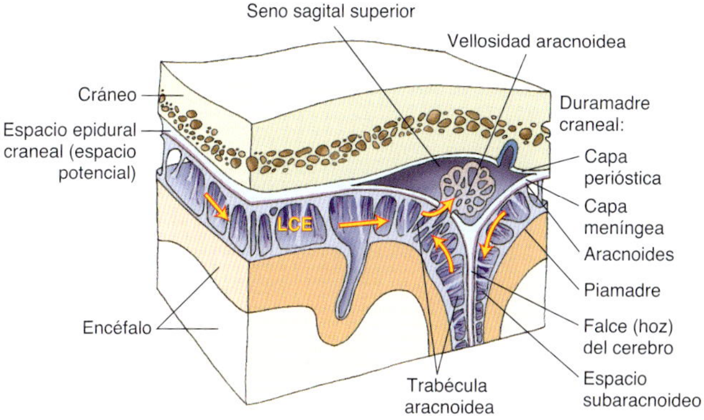

Figura 1-23. Seno sagital superior en la sección frontal.

PLIEGUES Y SENOS DURALES

Septo	Senos	Descripción
Falce (hoz) del cerebro: se localiza en la fisura longitudinal	Seno sagital superior	• Seno largo orientado longitudinalmente que recibe la mayoría de las vellosidades aracnoideas (y el LCE) • Están presentes extensiones laterales, llenas de sangre, llamadas **lagunas laterales** • Termina posteriormente en la **confluencia de los senos**
	Seno sagital inferior	• Se localiza en el borde libre inferior de la falce del cerebro • Termina uniendo la **vena cerebral magna** para formar el **seno recto**
Tentorio o tienda del cerebelo: se localiza entre los lóbulos occipitales y el cerebelo; divide la calvaria (bóveda craneal) en los compartimientos infra y supratentorial	Seno recto	Termina posteriormente en la confluencia de los senos
	Seno transversal	• La **incisura del tentorio** permite el paso del tronco del encéfalo desde la región supra a la infratentorial • Comienza en la confluencia de los senos • Se convierte en el seno sigmoideo en el punto donde se une el seno petroso superior; el **seno sigmoideo** es continuo con la **vena yugular interna** en el foramen yugular
Falce (hoz) del cerebelo: se localiza entre los hemisferios cerebelosos	Seno occipital	Termina en la parte superior en la confluencia de los senos (inicia inferior a la porción posterior del foramen magno)
Diafragma selar: diafragma circular sobre la fosa hipofisaria (silla turca) que protege la hipófisis; incluye la abertura que da paso al tallo hipofisario	Seno cavernoso	• Par de senos en cualquier lado de la silla turca, conectado por senos intercavernosos pequeños • Drena en la parte posterior en el **seno petroso superior** (vincula la unión de los senos transversales y sigmoideos) y el **seno petroso inferior** (sale del cráneo vía el foramen yugular para unir la vena yugular interna) • La pared contiene: NC III, IV, V1 y V2 • La luz contiene la arteria carótida interna y el NC VI

Relevancia clínica

Las lesiones que afectan el seno cavernoso (p. ej., rotura de la arteria carótida interna) pueden afectar los nervios que pasan a través de él o de la pared. Los tumores de la hipófisis pueden comprimir el seno, produciendo síndrome del seno cavernoso, oftalmoplejía o pérdida sensitiva en la cara superior del rostro.

El seno cavernoso está conectado anteriormente con la vena facial a través de las venas oftálmicas; el aumento de la presión en la vena facial (p. ej., por picadura de abeja) puede conducir elementos infecciosos al seno.

Meninges y espacios alrededor de la médula espinal

El arreglo de las meninges es similar alrededor de la médula espinal, pero existen varias diferencias; por ejemplo, no hay septos y en cambio sí hay un espacio epidural.

Relevancia clínica

La cisterna lumbar, que contiene el LCE, raíces nerviosas y el filum terminal, es un lugar excelente para extraer LCE para su análisis (punción lumbar) porque no hay peligro de dañar la médula espinal en ese sitio (FIG. 1-24).

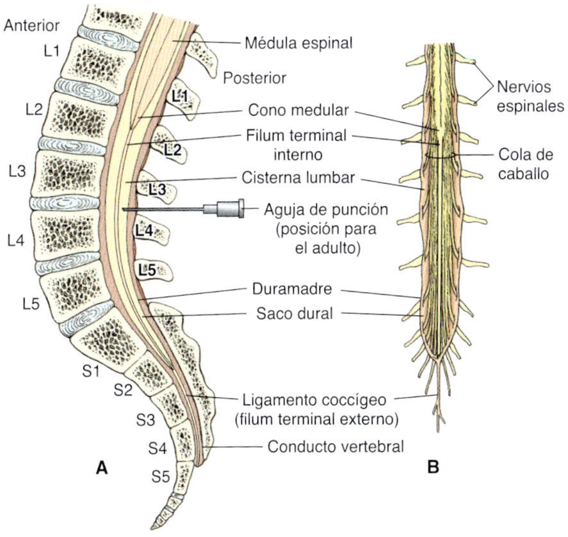

Figura 1-24. A. Localización de la punción lumbar. **B.** Cisterna lumbar.

MENINGES Y ESPACIOS ALREDEDOR DE LA MÉDULA ESPINAL

Capa (de afuera hacia dentro)	Descripción	Relevancia
	Conducto vertebral y cubierta perióstica	
Espacio epidural	• Espacio adiposo • Localización del **plexo venoso vertebral interno**	El plexo venoso vertebral interno se conecta en la parte superior con el seno occipital y el plexo basilar, y proporciona una vía para la diseminación de la infección a y desde la calvaria (bóveda craneal). Sirve para colocar anestesia
Duramadre	• Capa externa sólida, no flexible • Se extiende al nivel vertebral S2; la parte inferior de la médula espinal es el **saco dural**	• La duramadre que rodea la médula espinal continúa con la capa meníngea de la duramadre en la calvaria
Espacio subdural	• Espacio potencial	Poca relevancia clínica
Aracnoides	• Capa delicada; adherida a la duramadre por presión del LCE y las **células del borde dural** • Parte de las **leptomeninges** con la piamadre	• Avascular • Recubre la duramadre: ambas se extienden cerca de S2, aunque la médula espinal termina en el nivel L1 o L2, creando una **cisterna lumbar** grande
Espacio subaracnoideo	• Espacio lleno de LCE entre la aracnoides y la piamadre • Se expande inferiormente para formar la gran cisterna lumbar	• Atravesado por las **trabéculas aracnoideas**, que ayudan a estabilizar la médula espinal
Piamadre	• Parte de las leptomeninges con la aracnoides • Reviste estrechamente la superficie de la médula espinal	• Membrana altamente vascularizada • Se extiende inferiormente desde el cono medular como el filum terminal interno: dentro de la cisterna lumbar; externo: fuera de la cisterna lumbar conectado con el cóccix • Forman un par de prolongaciones bilaterales con 21 proyecciones en forma de diente, los **ligamentos dentados**, que estabilizan la médula espinal en el conducto vertebral
	Médula espinal	

En el bloqueo del nervio paravertebral, se inyectan anestésicos en el espacio epidural espinal, como se hace en el trabajo de parto.

VENTRÍCULOS Y LÍQUIDO CEREBROESPINAL

Los ventrículos se forman como dilataciones del tubo neural dentro del encéfalo y funcionan como venas sin válvulas revestidas con endotelio. Dentro de cada ventrículo se encuentra el plexo coroideo, que consiste en un epitelio vascularizado, altamente contorneado que produce LCE **(FIG. 1-25)**.

Conceptos complementarios

El LCE es un líquido transparente producido por el plexo coroideo a una tasa de ~ 500 mL/día. Hay un total de ~ 150 mL en el SNC a la vez; da sostén al SNC, transporta las hormonas, actúa como amortiguador y extrae desechos. El LCE fluye a través del sistema ventricular al espacio subaracnoideo y a la circulación sistémica vía las vellosidades aracnoideas.

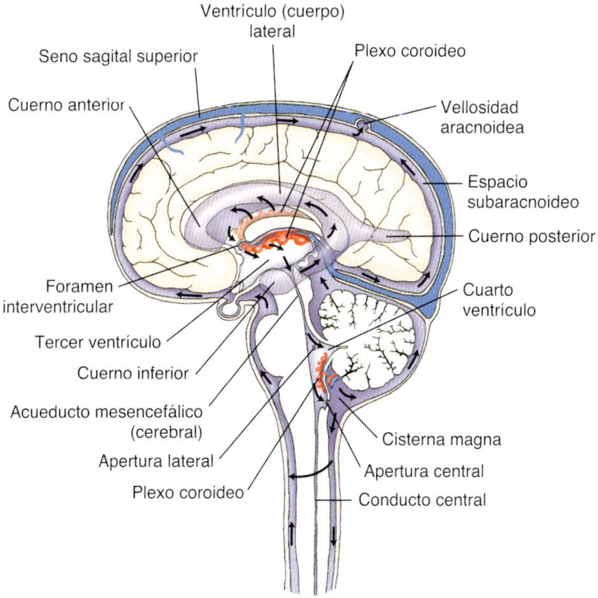

Figura 1-25. Flujo del líquido cerebroespinal.

VENTRÍCULOS (PRESENTADOS SEGÚN EL ORDEN QUE REPRESENTA EL FLUJO DEL LCE)

Ventrículo	Relevancia
Lateral (2)	• Localizado dentro de los hemisferios cerebrales • Cinco porciones 1. Cuerno (frontal) anterior: localizado en el lóbulo frontal 2. Cuerpo: en lóbulos frontales y parietales 3. Cuerno (temporal) inferior: localizado en el lóbulo temporal 4. Cuerno (occipital) posterior: localizado en los lóbulos parietales y occipitales 5. Trígono: unión del cuerpo; cuernos posteriores e inferiores
	Forámenes interventriculares (dos; de Monro)
Tercero	Cavidad fina en la línea media situada entre los tálamos
	Acueducto mesencefálico (cerebral)
Cuarto	Entre el cerebelo y el tronco del encéfalo
	Aperturas laterales (dos; de Luschka) y apertura central (de Magendie)
	Espacio subaracnoideo

Relevancia clínica

El trígono del ventrículo lateral incluye una cresta grande de plexo coroideo, el **glomo**, el cual se calcifica en los adultos dando lugar a un punto de referencia útil en la imageneología encefálica.

La obstrucción de los forámenes interventriculares o del acueducto mesencefálico (cerebral) conduce a la hidrocefalia, o líquido en el encéfalo, porque se interrumpe el drenaje del LCE mientras que su producción continúa.

IRRIGACIÓN SANGUÍNEA

La irrigación sanguínea al encéfalo proviene de dos pares separados de arterias: las vertebrales y las carótidas internas.

Conceptos complementarios

El **círculo arterial cerebral** (polígono de Willis) está situado en la base del encéfalo y es la anastomosis entre los sistemas carotídeo interno y vertebrobasilar (FIG. 1-26). Está formado por las arterias cerebral posterior, comunicante posterior, carótida interna, cerebral anterior y comunicante anterior (FIG. 1-27).

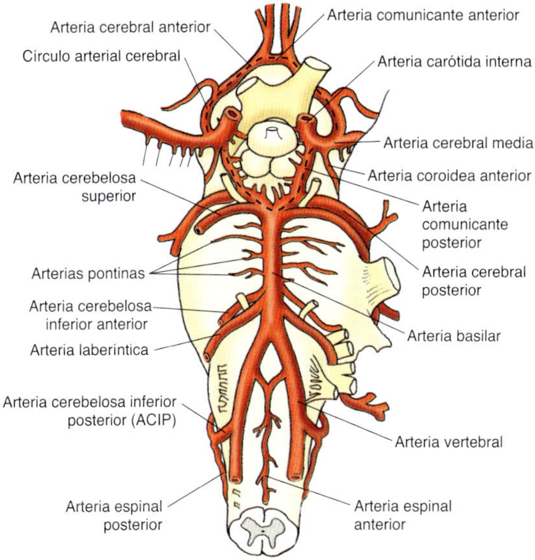

Figura 1-26. Irrigación arterial del encéfalo.

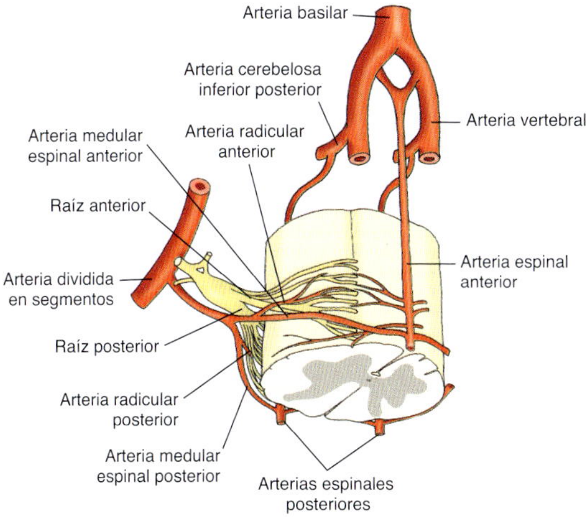

Figura 1-27. Venas de la médula espinal. *(continúa)*

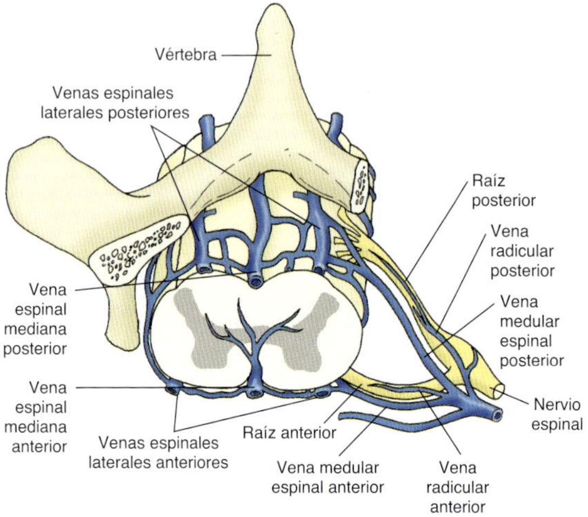

Figura 1-27. *(continuación).* Venas de la médula espinal.

VASOS SANGUÍNEOS DEL ENCÉFALO		
Arteria	**Origen**	**Descripción**
Carótida interna (2)	Carótida común	Principal fuente de sangre del encéfalo
Vertebral (2)	Vena subclavia	• Da lugar a las arterias basilar, cerebelosa posterior-inferior, y espinal anterior (y posterior) • Irriga meninges, tronco del encéfalo y cerebelo
Cerebral anterior	Carótida interna	Irriga la cara medial de los hemisferios cerebrales
Cerebral media		Irriga la cara lateral de los hemisferios cerebrales
Cerebral posterior	Basilar	Irriga la cara inferior de los hemisferios cerebrales
Basilar	Vertebral	• Da origen a las arterias cerebelosa inferior anterior, laberíntica, pontina, cerebelosa superior y cerebral posterior • Irriga el tronco del encéfalo, el cerebelo y el cerebro

VASOS SANGUÍNEOS DEL ENCÉFALO *(continuación)*

Arteria	Origen	Descripción
Comunicante anterior	Cerebral anterior	Forma parte del círculo arterial cerebral
Comunicante posterior	Une las arterias cerebrales posteriores y medias	• Forma parte del círculo arterial cerebral • Irriga el pedúnculo cerebral, la cápsula interna y el tálamo
El drenaje venoso sigue el patrón arterial y es generalmente indirecto, al drenar primero a los senos durales y después a las venas		

VASOS DE LA MÉDULA ESPINAL

Arteria	Origen	Descripción
Vertebral	Subclavia	Da lugar a las arterias espinales anterior y posterior
Espinal anterior	Vertebral	Irriga los 2/3 anteriores de la médula espinal en la parte superior
Espinal posterior (2)	Vertebral	Irriga el 1/3 posterior de la médula espinal en la parte superior
Segmentaria	Cervical ascendente, cervical profunda, vertebral, intercostal posterior y lumbar	• Irriga la médula espinal y las cubiertas de manera segmentaria • Anastomosis con las arterias espinales
Radicular: anterior y posterior	Segmentaria	Raíces nerviosas y meninges asociados
Medular		• Variable pero frecuente en la región de las ampliaciones cervicales y sacrolumbares • Irriga las raíces nerviosas y las meninges asociadas • Irrigación complementaria de las arterias espinales
Espinal anterior (3) Espinal posterior (3) Medular Radicular	Drenada por las venas medulares y radiculares Drena en el plexo venoso vertebral interno	• Generalmente irrigación arterial paralela • Drena eventualmente en el plexo venoso vertebral interno

(continúa)

VASOS DE LA MÉDULA ESPINAL *(continuación)*		
Arteria	**Origen**	**Descripción**
Plexo venoso vertebral interno	Drena en los senos durales de la calvaria (bóveda craneal)	• Se comunica con el plexo venoso externo en la cara externa de las vértebras • Posible vía de infección que se expande desde la calvaria

Relevancia clínica

La rotura de una arteria que irriga el encéfalo se conoce como *ictus* (accidente cerebrovascular) y se presenta habitualmente con una función neurológica deteriorada, dolor de cabeza, alteración del habla, debilidad o entumecimiento repentino, problemas de visión o problemas para caminar y/o de coordinación. En ocasiones hay obstrucciones causadas por émbolos (trombos) que bloquean el flujo arterial, los cuales se pueden originar localmente o a distancia (p. ej., el corazón).

NEUROTRANSMISORES

Los neurotransmisores son las moléculas que envían una señal de una neurona a un efector (p. ej., otra neurona) a través de una sinapsis. La **sinapsis** está compuesta por la membrana presináptica dela neurona, la hendidura sináptica y la membrana postsináptica. Pueden ser químicos (neurotransmisores de uso) o eléctricos, que consisten en uniones comunicantes y paso de iones.

NEUROTRANSMISORES COMUNES DEL SISTEMA NERVIOSO CENTRAL		
Categoría	**Neurotransmisor**	**Efecto**
Aminoácidos	Glutamato	Excitatorio
	GABA y glicina	Inhibitorio
Aminas biogénicas	Dopamina	Excitatorio (receptores D1) inhibitorio (receptores D2)
	Norepinefrina y epinefrina	Excitatorio
	Serotonina	Excitatorio o inhibitorio
Purinas	Trifosfato de adenosina (ATP)	Excitatorio o modulatorio
Neuropéptidos	Sustancia P	Excitatorio
	Opioides	Inhibitorio
	Acetilcolina	Excitatorio

Conceptos complementarios

El glutamato es el neurotransmisor excitatorio más común del SNC, mientras que el GABA y la glicina son los neurotransmisores inhibitorios más comunes.

La dopamina es un importante neurotransmisor modulador y desempeña un papel importante en los circuitos de recompensa y control motor; a menudo está implicada en afecciones como la enfermedad de Parkinson y la esquizofrenia. Por otro lado, la serotonina desempeña un papel importante en el estado de ánimo y está implicada en la depresión y los trastornos de ansiedad.

La acetilcolina es utilizada por el sistema nervioso autónomo y en la unión neuromuscular.

ATLAS DE IMAGENOLOGÍA

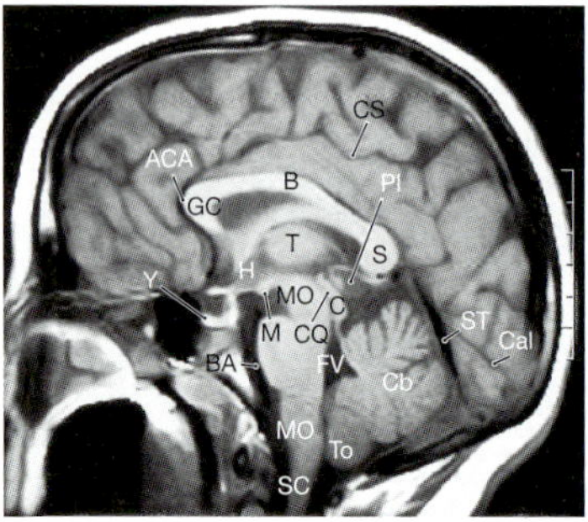

A

ACA	Arteria cerebral anterior
AH	Cuerno anterior del ventrículo lateral
B	Cuerpo del cuerpo calloso
BA	Arteria basilar
BV	Cuerpo del ventrículo lateral
C	Colículos
Cal	Surco calcarino
Cb	Cerebelo
CQ	Acueducto mesencefálico (cerebral)
CS	Surco del cíngulo
D	Diente (proceso odontoide)
FV	4.° ventrículo
G	Corteza cerebral (sustancia gris)
GC	Rodilla del cuerpo calloso
H	Hipotálamo
HC	Cabeza del núcleo caudado
I	Infundíbulo
IN	Corteza insular
M	Cuerpo mamilar
MCA	Arteria cerebral media
MD	Mesencéfalo
MO	Médula oblongada
OP	Polo occipital
P	Puente
PD	Pedúnculo cerebral
PI	Glándula pineal
R	Rostro del cuerpo calloso
S	Rodete del cuerpo calloso
SC	Médula espinal
ST	Seno recto
T	Tálamo
To	Tonsila cerebelosa
TP	Polo temporal
TS	Seno transversal
W	Sustancia blanca
Y	Hipófisis

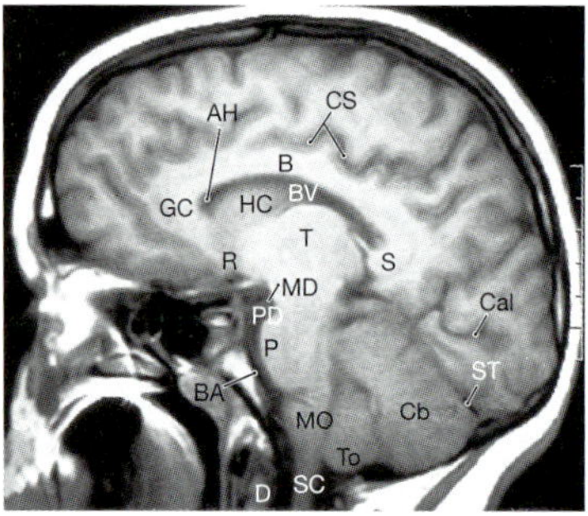

B

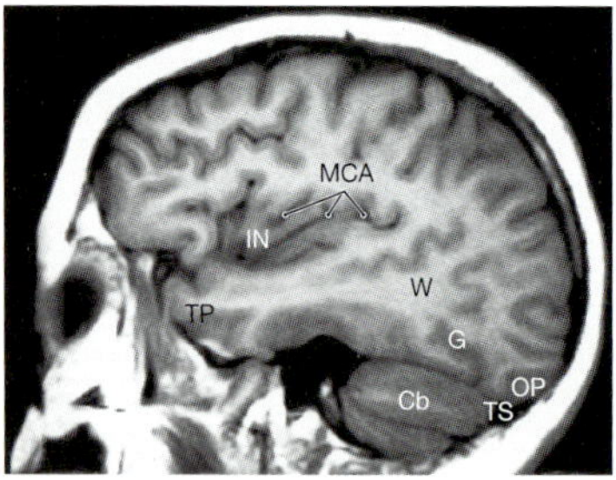

C

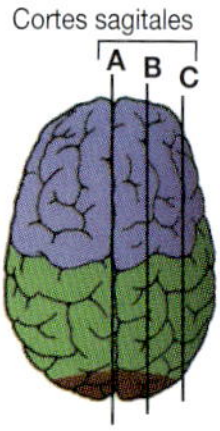

Figura 1-28. Imágenes sagitales de resonancia magnética del encéfalo.

2 Sistema sensitivo

CUERPO

El sistema somatosensitivo consiste en los receptores periféricos, las redes neurales y las partes del encéfalo implicadas en la percepción sensorial.

Tipos de somatosensación

- Dolor y temperatura
- Tacto: fino y grueso
- Sentido vibratorio
- Propiocepción: consciente e inconsciente (reflejo)

Cadena de tres neuronas

El sistema somatosensitivo utiliza una cadena de tres neuronas (con algunas excepciones) para transmitir información desde la periferia hasta la corteza cerebral para su interpretación y procesamiento.

VÍA SENSORIAL DE LA PERIFERIA A LA CORTEZA

Neurona	Ubicación del cuerpo celular (soma)	Funciones
Primer orden	Ganglios espinales o ganglios sensitivos de la cabeza	Transmite la sensación desde la periferia al SNC
Segundo orden	Dentro del sistema nervioso central (SNC); la sustancia gris de la médula espinal o del tronco encefálico	Normalmente da origen a las fibras que cruzan la línea media para llegar al tálamo
Tercer orden	En el tálamo	Transmite la sensación desde el tálamo a la corteza cerebral

Conceptos complementarios

La cadena de neuronas ascendentes envía las colaterales del axón a mediar los reflejos y afecta otros sistemas ascendentes y descendentes, un concepto importante para la modulación del dolor.

El sistema anterolateral

El dolor, la temperatura y el tacto grueso ascienden por la médula espinal como parte del **sistema anterolateral** localizado en la cara anterior del cordón lateral y en la cara lateral del **cordón anterior** (FIG. 2-1).

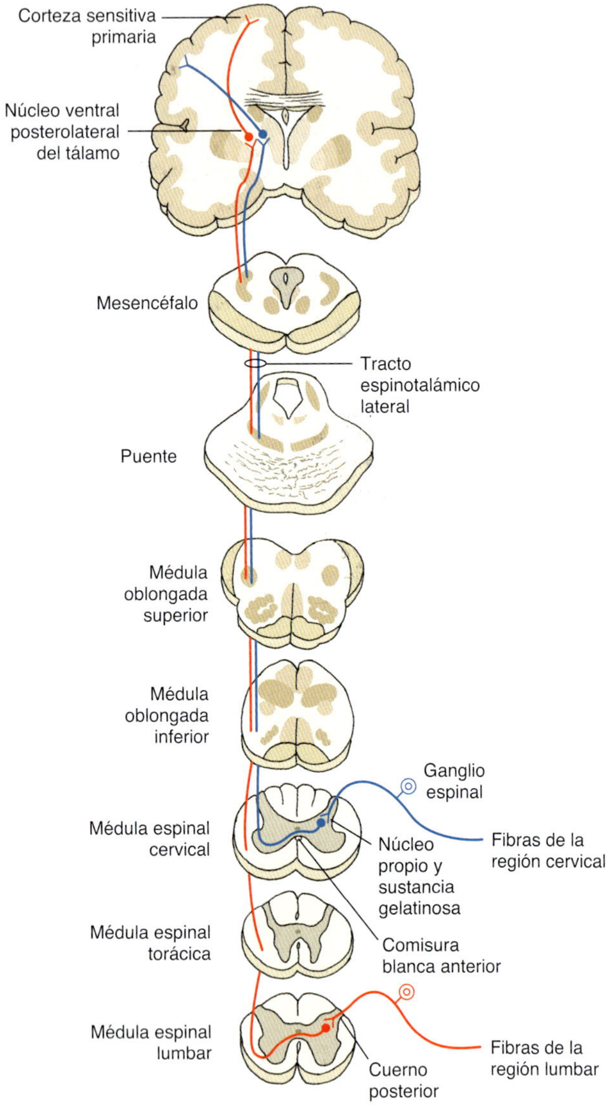

Figura 2-1. El sistema anterolateral.

VÍAS ASCENDENTES DE LA MÉDULA ESPINAL		
Sentido/tracto	**Descripción**	**Funciones**
Dolor y temperatura/ espinotalámico lateral	• Los procesos axónicos periféricos de las neuronas de primer orden acaban con terminaciones nerviosas libres; los procesos axónicos centrales entran al **tracto posterolateral** (de Lissauer); hace sinapsis en las neuronas de segundo orden de la **sustancia gelatinosa** en el cuerno posterior de la médula espinal • Las neuronas de segundo orden decusan a través de la **comisura gris** y **blanca anterior** y ascienden como el tracto espinotalámico lateral; envían las colaterales del axón a la **formación reticular** del tronco encefálico; terminan en el núcleo ventral posterolateral (VPL) del tálamo • Las neuronas de tercer orden en el núcleo VPL del tálamo se proyectan hacia el giro poscentral del encéfalo: la corteza sensitiva primaria (áreas 3, 1, 2) a través del brazo posterior de la **cápsula interna**	• Median la comezón, el dolor y la temperatura • Organizados somatotópicamente • Importantes en la localización de los estímulos • Llegan a la conciencia
Tacto grueso/ espinotalámico anterior	• Los procesos axónicos periféricos de las neuronas de primer orden acaban en terminaciones nerviosas libres y sobre los discos de Merkel; los procesos axónicos centrales hacen sinapsis de las neuronas de segundo orden en el cuerno posterior de la médula espinal • Las neuronas de segundo orden decusan a través de la comisura blanca anterior y ascienden como el tracto espinotalámico anterior; envían las colaterales del axón a la formación reticular del tronco encefálico; terminan en el núcleo VPL del tálamo • Las neuronas de tercer orden en el núcleo VPL del tálamo se proyectan hacia el giro poscentral: la corteza sensitiva primaria (áreas 3, 1, 2) a través del brazo posterior de la cápsula interna	• Median el tacto ligero • Llegan a la conciencia

(continúa)

VÍAS ASCENDENTES DE LA MÉDULA ESPINAL *(continuación)*

Sentido/tracto	Descripción	Funciones
Dolor, temperatura y tacto/espinorreticular	• Los cuerpos celulares (somas) dentro del SNC se encuentran en la sustancia gris intermedia y en los cuernos anterior y posterior • Se proyectan a múltiples contactos sinápticos dentro de la formación reticular del tronco encefálico • Gran parte del tracto está compuesto de las colaterales del axón a partir de fibras espinotalámicas	Implicación en el ajuste del nivel de atención a la sensación entrante
Dolor/espinohipotalámico	• Los cuerpos celulares (somas) dentro del SNC se encuentran en la sustancia gris intermedia y en los cuernos anterior y posterior • Se proyectan para esparcir los núcleos hipotalámicos	Influyen en la respuesta autonómica al dolor entrante
Dolor, temperatura y tacto/espinotectal	• Las fibras que forman parte del sistema anterolateral terminan en los **colículos superiores e inferiores**	Influyen en el movimiento reflexivo de la cabeza ante el dolor
Dolor/espinomesencefálico	• Las fibras se derivan de las células en el cuerno posterior y ascienden como parte del sistema anterolateral	Influyen en los mecanismos descendentes de control del dolor

Mecanismos descendentes de control del dolor

Los mecanismos descendentes de control del dolor están constituidos por diversas vías descendentes que sirven para inhibir la información ascendente del dolor. La teoría más comúnmente aceptada es la teoría de la **puerta de control** del dolor, la cual indica que, en cada punto de la vía ascendente de dolor, es posible que una fibra descendente inhiba la señal ascendente del dolor (es decir, actúe como una «puerta» para la transmisión). Dichos puntos incluyen la inhibición local en la médula espinal, en la formación reticular del tronco encefálico y en el tálamo.

Conceptos complementarios

La corteza sensitiva primaria tiene una organización somatotópica, que se esquematiza con el homúnculo: una representación del cuerpo sobrepuesto en la corteza sensitiva primaria que indica la relación desproporcionada de algunas partes del cuerpo sobre otras (p. ej., la mano contra el dorso) (FIG. 2-2).

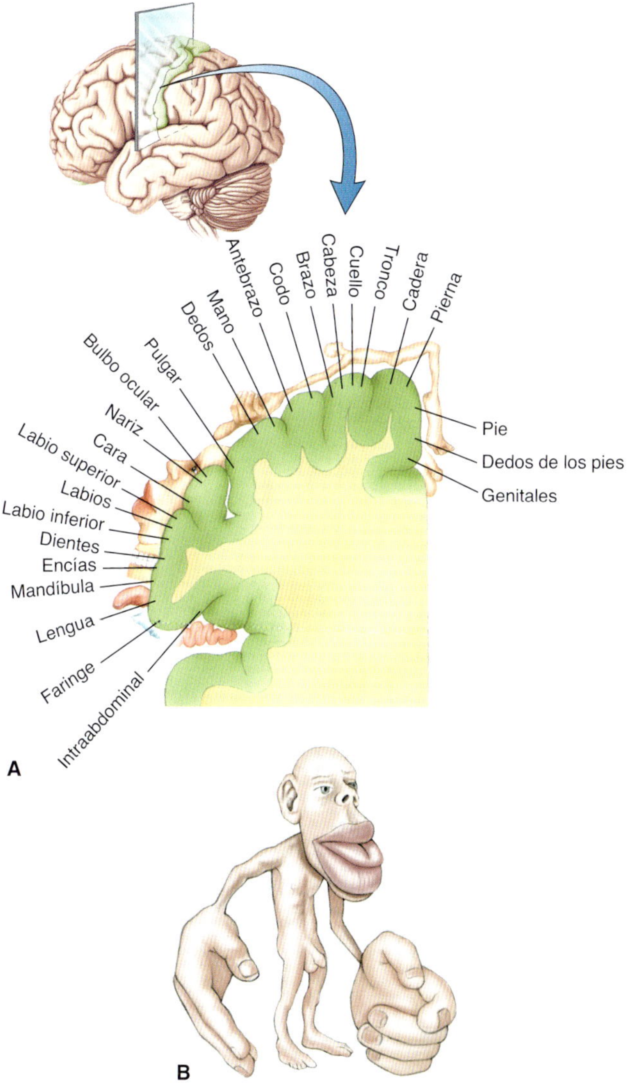

Figura 2-2. **A.** Mapa somatotópico de la superficie del cuerpo en la corteza somatosensitiva primaria. **B.** Homúnculo somatosensitivo.

Tractos cerebelosos para el cuerpo

La información entra en el cerebelo desde la médula espinal y el tronco encefálico, y es utilizada por el cerebelo para coordinar los movimientos. La información incluye el tacto, la presión y la propiocepción inconsciente proveniente de los husos musculares y los órganos tendinosos de Golgi.

El núcleo torácico posterior también es conocido por su epónimo, el **núcleo dorsal** (**de Clarke**).

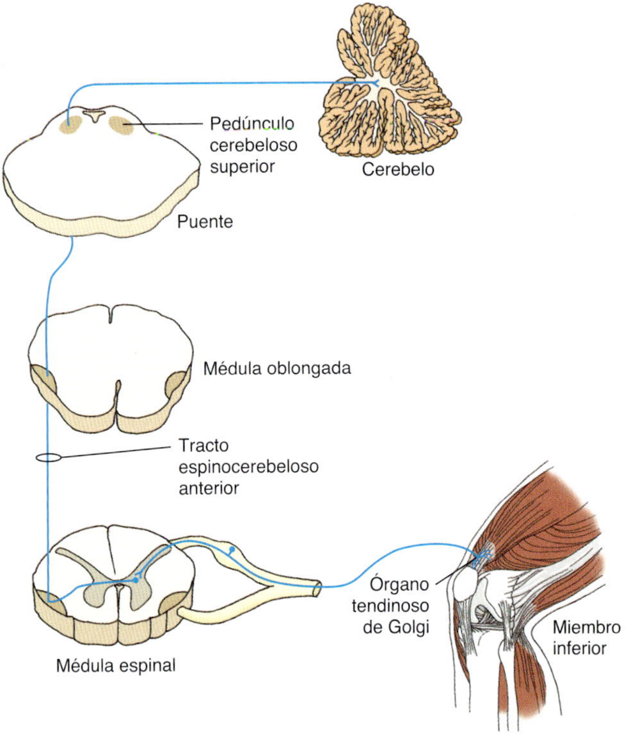

Figura 2-3. Tracto espinocerebeloso anterior.

VÍAS CEREBELOSAS

Tracto	Descripción	Funciones
Espinocerebeloso anterior **(FIG. 2-3)**	• Los procesos axónicos periféricos de las neuronas de primer orden localizados en los **órganos tendinosos de Golgi** y los husos musculares; los procesos axónicos centrales entran a la raíz posterior para hacer sinapsis en las **células del borde espinal** alrededor del cuerno posterior entre los niveles L1 y S2 de la médula • Las neuronas de segundo orden dan origen a las fibras que decusan en la comisura gris y blanca anterior y ascienden en el cordón lateral como el **tracto espinocerebeloso anterior**; las fibras decusan (de regreso hacia el lado de origen) a medida que entran en el cerebelo a través del **pedúnculo cerebeloso superior** • Las fibras ascienden a la corteza cerebelosa como **fibras musgosas**	• Información propioceptiva inconsciente para el control de los grupos de músculos y la coordinación de los miembros inferiores • Actúa como brazo aferente de reflejos de estiramiento
Espinocerebeloso posterior **(FIG. 2-4A)**	• Los procesos axónicos periféricos de las neuronas de primer orden localizados en los órganos tendinosos de Golgi y en los husos musculares, principalmente en los miembros inferiores; los procesos axónicos centrales entran en la raíz posterior para hacer sinapsis en las neuronas de segundo orden en el **núcleo torácico posterior** • Las neuronas de segundo orden se encuentran en el núcleo torácico posterior, que se ubican sólo entre los niveles C8 y L3 de la médula; los procesos ascendentes suben por el cordón lateral homolateral como el **tracto espinocerebeloso posterior** y entran al cerebelo a través del **pedúnculo cerebeloso inferior** • Las fibras ascienden hacia la corteza cerebelosa como fibras musgosas	• Información propioceptiva inconsciente de coordinación fina y control de los músculos individuales • Actúa como brazo aferente de los reflejos de estiramiento • Los tractos espinocerebelosos posterior (miembros inferiores) y cuneocerebeloso (miembros superiores) son homólogos
Cuneocerebeloso **(FIG. 2-4B)**	• Los procesos axónicos periféricos de las neuronas de primer orden localizados en los órganos tendinosos de Golgi y en los husos musculares, principalmente en los miembros superiores; los procesos axónicos centrales entran al fascículo cuneiforme para ascender y hacer sinapsis en la médula en el **núcleo cuneiforme accesorio** (lateral) • Las neuronas de segundo orden se encuentran en el núcleo accesorio cuneiforme; dan origen a fibras que entran en el cerebelo homolateral a través del pedúnculo cerebeloso inferior	

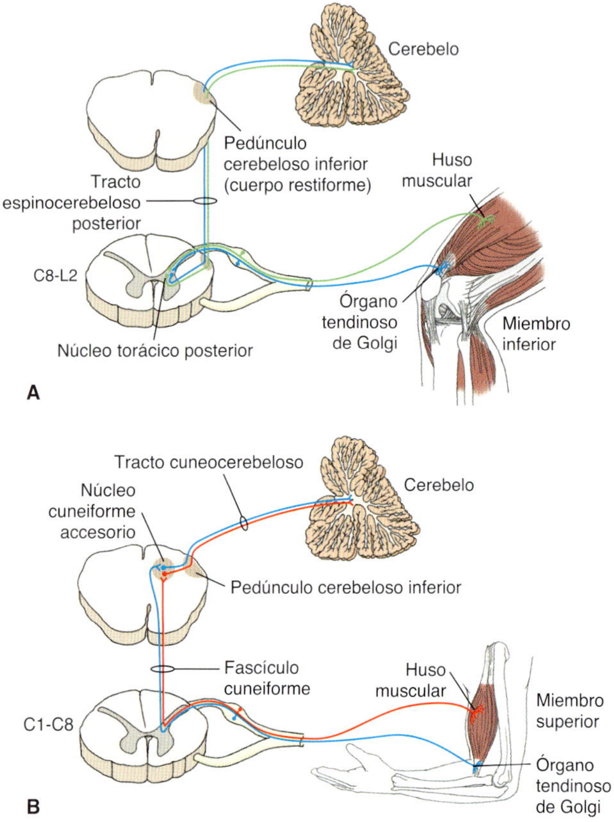

Figura 2-4. **A.** Tracto espinocerebeloso posterior. **B.** Tracto cuneocerebeloso.

Conceptos complementarios

Curiosamente, no hay un homólogo bien definido para el tracto espinocerebeloso anterior para los miembros superiores. Es probable que esto se deba a que hacemos relativamente poco trabajo en «grupo» con la musculatura de los miembros superiores, tal como ocurre cuando se está de pie o caminando.

Columnas posteriores

COLUMNAS POSTERIORES		
Tracto	**Descripción**	**Funciones**
Columnas posteriores (FIG. 2-5)	• Los procesos axónicos periféricos de las neuronas de primer orden inervan los **corpúsculos de Meissner**, los **corpúsculos de Pacini**, los órganos tendinosos de Golgi y los husos musculares; los procesos axónicos centrales desde el miembro inferior se organizan somatotópicamente y ascienden como el **fascículo grácil**; los del miembro superior forman el **fascículo cuneiforme**; terminan en las células de segundo orden en el núcleo grácil y cuneiforme en la médula oblongada • Los procesos axónicos de las neuronas de segundo orden cruzan la línea media como **fibras arcuatas internas** en el nivel de la **decusación sensitiva** en la médula oblongada inferior; las fibras cruzadas se organizan somatotópicamente para formar el **lemnisco medial**, el cual termina en el núcleo VPL del tálamo • Las neuronas de tercer orden en el núcleo VPL del tálamo se proyectan hacia el giro poscentral: la corteza sensitiva primaria (áreas 3, 1, 2) a través del brazo posterior de la cápsula interna	• Transmiten información sobre tacto fino, propiocepción consciente y sentido vibratorio

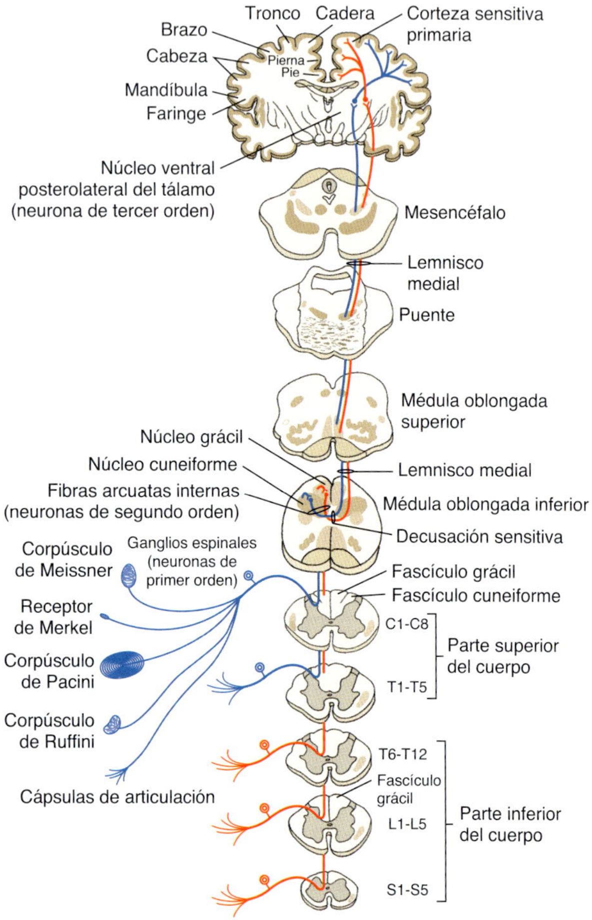

Figura 2-5. Vía del lemnisco medial de la columna posterior.

Conceptos complementarios

A diferencia de otros sistemas sensitivos, las vías de la columna posterior no envían las colaterales del axón a la formación reticular del tronco encefálico al proyectarse cranealmente. La información ascendente sobre el tacto fino no inicia un mecanismo reflexivo de control del dolor, y dichas vías no necesitan «activar» la corteza.

CABEZA

Sistema sensorial del trigémino

El sistema sensorial del trigémino es responsable de todas las diferentes modalidades sensoriales de la cara y gran parte de la cabeza, excepto los sentidos especiales (FIG. 2-6).

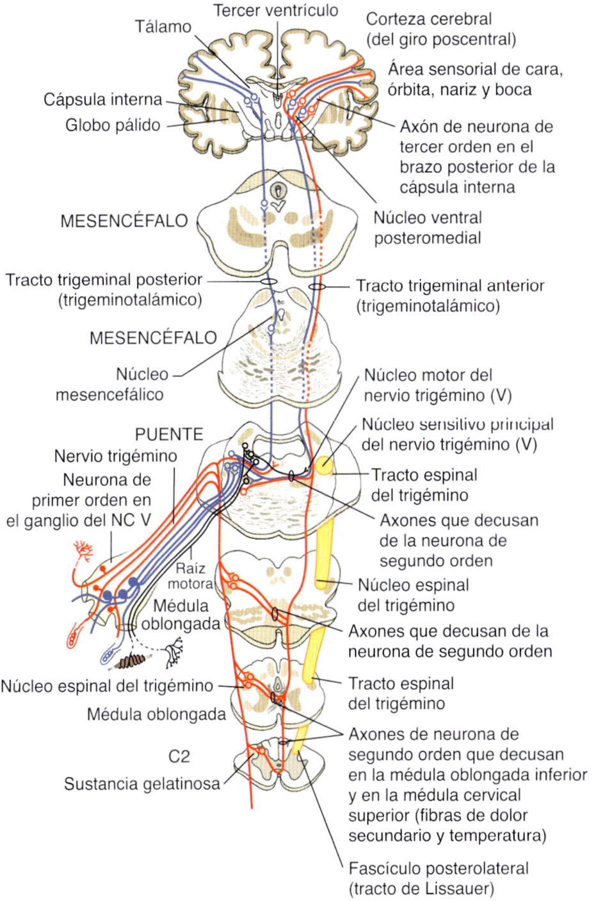

Figura 2-6. Sistema sensitivo del trigémino.

SENSACIÓN PARA LA CARA		
Sentido/ estructura	**Descripción**	**Funciones**
Dolor, temperatura y tacto/Tracto y núcleo espinales del trigémino	• Los procesos axónicos periféricos de las neuronas de primer orden inician como terminaciones nerviosas libres o discos de Merkel; los cuerpos celulares (somas) de primer orden están en los ganglios del trigémino, geniculado, glosofaríngeo o vago; los procesos axónicos centrales se introducen en el tronco encefálico a través de los nervios trigémino (NC V), facial (CN VII), glosofaríngeo (NC IX) o vago (NC X); las fibras ascienden o descienden a través del **tracto espinal del trigémino** para hacer sinapsis en las neuronas de segundo orden del **núcleo espinal del trigémino**, ubicado en la parte media inmediata al tracto • Las fibras de segundo orden cruzan la línea media para ascender al **núcleo ventral posteromedial** (VPM) del tálamo como el **tracto trigemino-talámico anterior**; las fibras también envían colaterales del axón a la formación reticular del tronco encefálico • Las neuronas de tercer orden en el núcleo VPM del tálamo se proyectan hacia el giro poscentral: la corteza sensitiva primaria (áreas 3, 1, 2) a través del brazo posterior de la cápsula interna	• El tracto espinal del trigémino es un homólogo del tracto posterolateral • El tracto espinal del trigémino permite a los procesos centrales de primer orden ascender o descender: dolor, el tercio inferior; tacto, los 2/3 craneales
Tacto fino, propiocepción consciente y sentido vibratorio/ Ganglio del trigémino	• Los procesos axónicos periféricos de las neuronas de primer orden inervan los corpúsculos de Pacini y de Meissner; los cuerpos celulares (somas) de primer orden están en los ganglios del trigémino, geniculado, glosofaríngeo o vago; los procesos axónicos centrales terminan en neuronas de segundo orden en el **núcleo sensitivo principal**	• Funciona de forma similar a las columnas posteriores de la médula espinal • El núcleo sensitivo principal también es conocido como el **núcleo sensitivo principal**

(continúa)

SENSACIÓN PARA LA CARA *(continuación)*		
Sentido/ estructura	**Descripción**	**Funciones**
	• Las fibras de segundo orden cruzan la línea media para ascender como parte del **tracto trigeminotalámico anterior** al núcleo VPM del tálamo; las fibras de la región oral viajan bilateralmente; aquellas que viajan homolateralmente forman el **tracto trigeminotalámico posterior** pequeño para terminar en el tálamo homolateral • Las neuronas de tercer orden en el núcleo VPM del tálamo se proyectan hacia el giro poscentral: la corteza sensitiva primaria (áreas 3, 1, 2) a través del brazo posterior de la cápsula interna	
Propiocepción inconsciente/ tracto y núcleo mesencefálico	• Las fibras periféricas de las células en el **núcleo mesencefálico** inervan los husos de músculos y órganos tendinosos de Golgi • Los procesos axónicos centrales se proyectan en el cerebelo e inervan el **núcleo motor del trigémino** para mediar los reflejos y la masticación	Interviene en la propiocepción inconsciente o refleja desde la articulación temporomandibular, los ligamentos periodontales y la musculatura facial

Conceptos complementarios

El ganglio trigémino es homólogo a un ganglio espinal, al contener los aferentes primarios seudounipolares. También es conocido como ganglio **semilunar** o **gasseriano**.

Los nervios craneales V, VII, IX y X aportan fibras sensitivas al pabellón auricular, la cavidad del oído medio (NC IX) y el oído externo (NC V, IX y X).

El núcleo mesencefálico es la única población de cuerpos celulares (somas) de primer orden y seudounipolares en el SNC. Es importante en el reflejo maseterino y es utilizado por los seres humanos principalmente cuando son lactantes, para el amamantamiento.

3 Sistema motor

SISTEMA PIRAMIDAL

El sistema motor voluntario se compone de fibras de sustancia blanca que descienden desde el encéfalo hacia la periferia. Incluye una motoneurona superior (MNS) ubicada en la corteza cerebral y una motoneurona inferior (MNI) ubicada en la sustancia gris de la médula espinal, que estimula efectores en la periferia (FIGS. 3-1 y 3-2).

SISTEMA PIRAMIDAL: VÍAS MOTORAS VOLUNTARIAS

Tracto	Descripción	Función
Corticoespinal anterior	• Motoneurona superior (MNS) situada en la corteza motora primaria, giro precentral: área de Brodmann 4; la MNS recibe aferencia de la corteza de asociación y de la premotora, así como de los núcleos talámicos relacionados con el control motor • Las fibras de la MNS descienden a través de la cápsula interna • El 90 % de las fibras corticoespinales decusan en la decusación piramidal; el 10 % restante cruzan en la médula espinal a la altura de las MNI que inervan	• Controla la musculatura axial (cuello, tronco y zona proximal de los miembros) • La mayoría de las fibras decusan en la médula espinal (comisura blanca anterior) • Terminan en la motoneurona inferior (MNI) en la **zona intermedia medial** en todos los niveles de la médula espinal
Corticoespinal lateral		• Controla la musculatura distal de los miembros • Las fibras decusan en la médula espinal inferior a la decusación piramidal • Terminan en la MNI en el cuerno anterior en todos los niveles de la médula espinal • Los colaterales del axón que se proyectan a los núcleos basales, el tálamo y la formación reticular, son responsables de la superposición motora • Organizado somatotópicamente

(continúa)

SISTEMA PIRAMIDAL: VÍAS MOTORAS VOLUNTARIAS *(continuación)*

Tracto	Descripción	Función
Cabeza y cara corticonuclear (corticobulbar)	Las MNS descienden bilateralmente, aunque la mayoría de las fibras se proyectan al objetivo de la MNI contralateral	• Las MNS hacen sinapsis en el tronco del encéfalo (y médula cervical) sobre los núcleos de la MNI asociados con los nervios craneales (NC): III, IV, V, VI, VII, IX, X, XI y XII • Control bilateral*

* Una excepción notable al control bilateral es que la inervación del núcleo motor facial es contralateral solo para la cara inferior de la cara; la parte del núcleo que controla la cara superior de la cara está inervada bilateralmente.

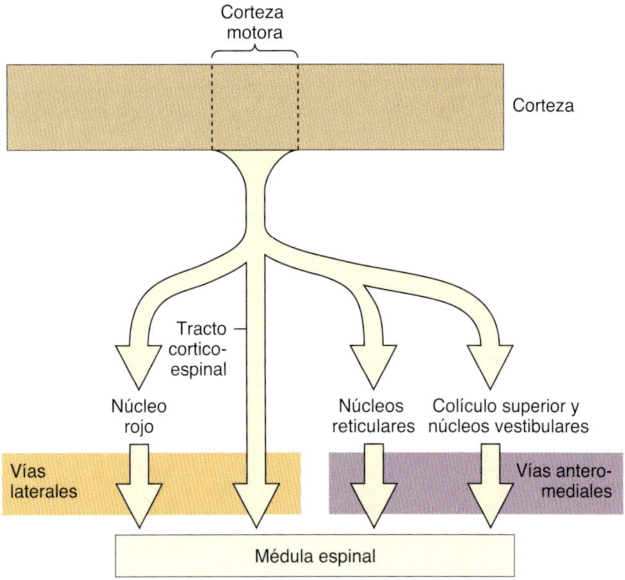

Figura 3-1. Control motor descendente.

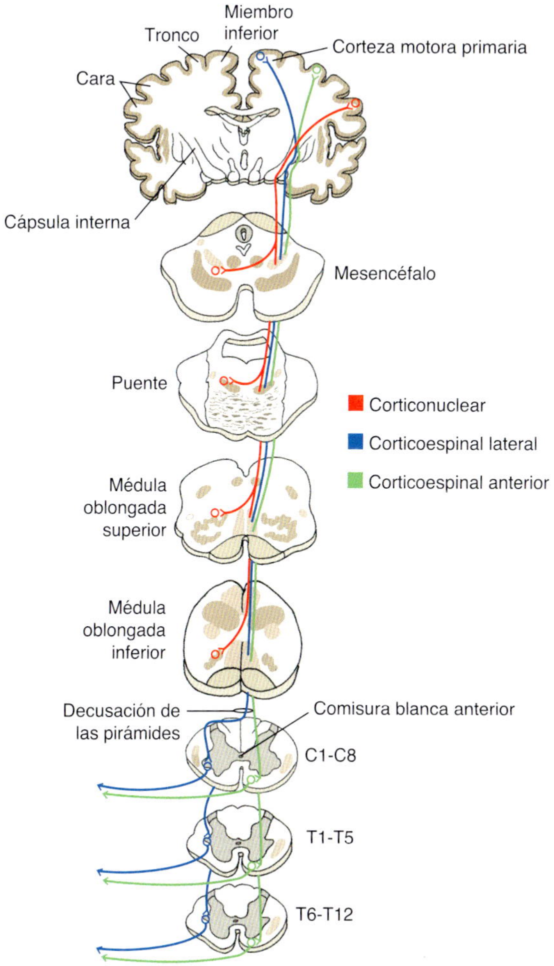

Figura 3-2. Vías descendentes de la médula espinal.

Conceptos complementarios

La corteza motora primaria tiene una organización somatotópica que está esquematizada por el homúnculo: una representación del cuerpo sobrepuesto en la corteza motora primaria, la cual indica la relación desproporcionada de algunas partes del cuerpo sobre otras (p. ej., la mano contra la parte posterior) **(FIG. 3-3)**.

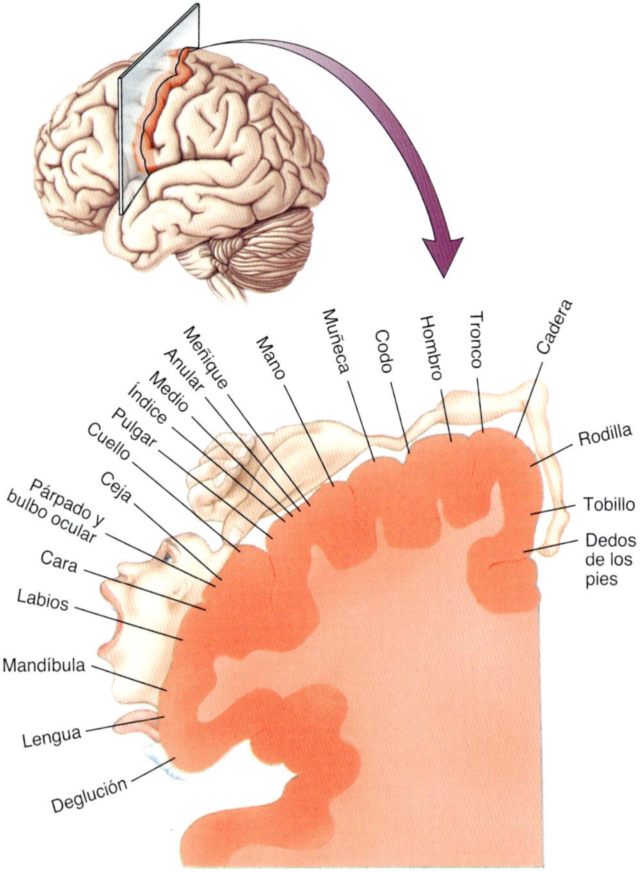

Figura 3-3. Homúnculo motor.

SISTEMA EXTRAPIRAMIDAL

SISTEMA EXTRAPIRAMIDAL: VÍAS DE CONTROL MOTOR INVOLUNTARIAS (FIG. 3-4)

Tracto	Descripción	Función
Tectoespinal	• Las motoneuronas superiores (MNS) situadas en el techo del mesencéfalo; **colículos** superiores e inferiores • Las fibras descienden al cordón anterior contralateral a través de la cara anteromedial de la sustancia blanca de la médula espinal • Terminan en las motoneuronas inferiores (MNI) de la médula espinal cervical	• Transmite los impulsos del reflejo de rotación de la cabeza en respuesta a estímulos visuales y auditivos • Las fibras cruzan en la línea media en el cruce tegmental, lo que tiene como principal resultado el control contralateral
Reticuloespinal: pontino y medular	• MNS en la formación reticular del tronco del encéfalo; puente y médula • Fibras pontinas homolaterales • Fibras medulares bilaterales	• Se proyectan a todos los niveles de la médula espinal • Control inconsciente de cabeza, cuello y cuerpo
Vestibulo-espinal: medial y lateral	• MNS en el núcleo vestibular lateral del puente y el núcleo vestibular medial de la médula • Recibe la señal de los mecanorreceptores del oído interno • La vía lateral vestibulo-espinal es homolateral; la vía intermedia es bilateral • Ambas vías descienden por la médula anteromedial	• Las vías vestibuloespinales laterales hacen sinapsis en las MNI en toda la médula • Las vías vestibuloespinales mediales viajan a través del fascículo longitudinal medial para hacer sinapsis sobre las MNI en la cara intermedia de la médula cervical • Ambas vías participan en el movimiento de la cabeza y el mantenimiento de la postura

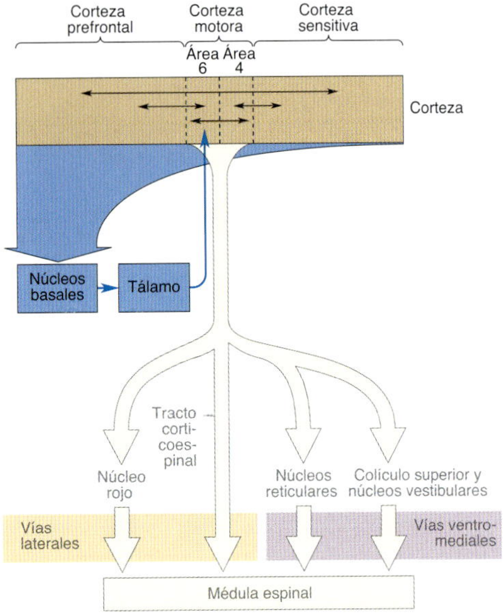

Figura 3-4. Sistema motor extrapiramidal.

Núcleos basales

Los núcleos basales, un cúmulo de núcleos subcorticales involucrados en la actividad motora voluntaria y estereotipada, son el sistema de control «maestro» del sistema motor extrapiramidal **(FIG. 3-5)**. Generalmente se describen dos vías a través de los núcleos basales, un activador del movimiento, la vía directa, y un inhibidor del movimiento, la vía indirecta (fig. 1-5). Los núcleos basales no cuentan con ninguna proyección directa a la médula espinal; por el contrario, ejercen su influencia de manera indirecta.

NÚCLEOS BASALES		
Estructura	**Descripción**	**Función**
Cuerpo estriado	· Caudado + Putamen = cuerpo estriado · Recibe la aferencia de todas las regiones del cerebro y del tálamo · Eferencia al globo pálido y a la sustancia negra	· La actividad del cuerpo estriado inhibe la actividad del globo pálido y de la sustancia negra · Influye en el sistema piramidal por medio de conexiones indirectas

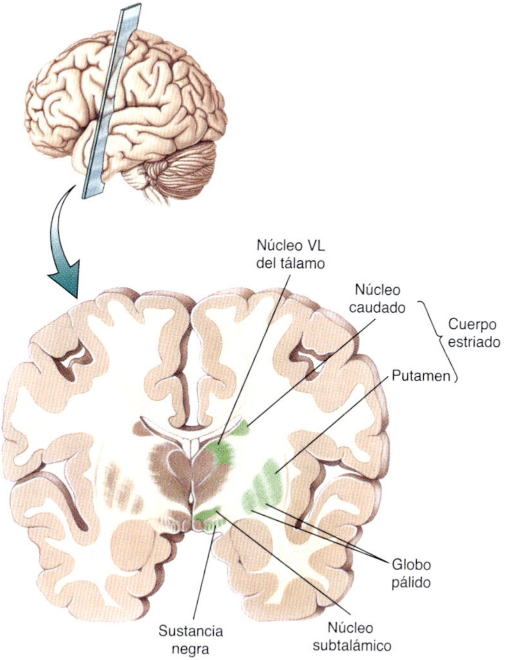

Figura 3-5. Los núcleos basales.

NÚCLEOS BASALES *(continuación)*

Estructura	Descripción	Función
Globo pálido	• Forma la parte más medial del núcleo lentiforme (el putamen forma la cara lateral) • Dividido en parte interna y externa por la lámina medular • Recibe la aferencia del cuerpo estriado y del núcleo subtalámico • La parte externa se proyecta al núcleo subtalámico a través del fascículo subtalámico • La parte interna se proyecta al tálamo a través del fascículo talámico (fascículo lenticular y asa lenticular)	Salida principal de los núcleos basales

(continúa)

NÚCLEOS BASALES *(continuación)*		
Estructura	**Descripción**	**Función**
Sustancia negra*	• Dividida en una parte compacta y una parte reticulada; la parte compacta está compuesta por células pigmentadas con melanina • Ambas partes tienen conexiones recíprocas con el cuerpo estriado a través de los tractos nigroestriado y estriadonigro • La parte reticulada se proyecta al tálamo	• La pérdida de neuronas dopaminérgicas de la parte compacta provoca trastornos del movimiento; la dopamina regula la actividad a través de los núcleos basales • La dopamina proveniente de la sustancia negra tiene una influencia excitatoria sobre los receptores D1 en el cuerpo estriado, lo que facilita la vía directa, mientras que la dopamina inhibe los receptores D2, lo que inhibe la actividad a través de la vía indirecta
Núcleo subtalámico*	• Parte del diencéfalo • Recibe aferencia de influencia inhibitoria del globo pálido • Proyecta aferencia excitatoria al segmento interno del globo pálido	Regula la actividad a través de los núcleos basales

* Grupos de células asociadas funcionalmente a los núcleos basales.

Relevancia clínica

La pérdida de las células dopaminérgicas en la sustancia negra parte compacta está implicada en las enfermedades de Parkinson y de Huntington.

El daño en el núcleo subtalámico se traduce en balismo, que consiste en sacudidas violentas de los miembros. El daño al cuerpo estriado conduce a movimientos continuos incontrolados bilaterales, a gran escala, principalmente en los miembros, llamados *corea*.

SISTEMA NERVIOSO AUTÓNOMO

Desde el punto de vista funcional, el sistema nervioso puede dividirse en componentes somáticos y viscerales; el componente eferente (motor) del sistema nervioso visceral se conoce más comúnmente como sistema nervioso autónomo (SNA). El SNA controla los músculos involuntarios (lisos y cardíacos) y glándulas de todo el cuerpo. La actividad autónoma está controlada por el hipotálamo, que se encarga de integrar el SNA y el sistema endocrino para mantener la homeostasis. El SNA se divide en simpático y parasimpático (FIG. 3-6). A diferencia del sistema motor somático, que utiliza una neurona para llegar desde

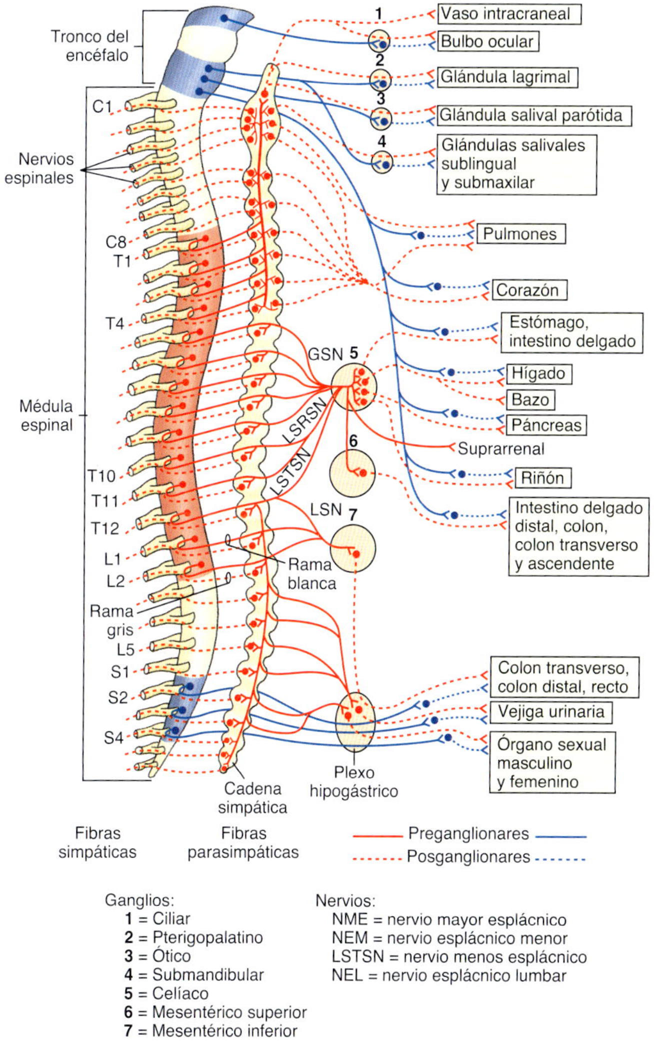

Figura 3-6. El sistema nervioso autónomo (rojo, división toracolumbar; azul, división craneosacra; C, cervical; L, lumbar; S, Sacra; T, torácica).

<table>
<tr><th colspan="3">SISTEMA NERVIOSO AUTÓNOMO</th></tr>
<tr><th>División</th><th>Descripción</th><th>Función</th></tr>
<tr><td>Simpática</td><td>• Conocida como división toracolumbar debido a la ubicación de los cuerpos de células preganglionares
• Las neuronas preganglionares utilizan acetilcolina como su neurotransmisor; las posganglionares utilizan noradrenalina
• Los somas preganglionares, localizados en la columna celular intermediolateral (T1-L2), se proyectan a través de los ramos comunicantes grises hacia el tronco simpático o los ganglios paravertebrales, o a través de los ramos comunicantes blancos hacia los ganglios prevertebrales localizados dentro del plexo aórtico y de ahí hacia los nervios torácicos, lumbares o esplácnicos sacros</td><td>• Responsable del control del estado de estrés: confrontación o huida
• Da lugar a un fuerte gasto de energía
• Afecta gran cantidad de estructuras: (1) dilatador de pupilas: dilata las pupilas; (2) glándulas salivales: aumenta la viscosidad de la saliva y disminuye el flujo sanguíneo a las glándulas salivales, produciendo menos saliva; (3) corazón: acelera el ritmo y la fuerza; (4) vasos sanguíneos: vasoconstricción; (5) bronquiolos: broncodilatación; (6) tubo digestivo: inhibe la motilidad; (7) sistema reproductivo: eyaculación; y (8) aparato urinario: activación</td></tr>
<tr><td>Parasimpática</td><td>• Conocida como división craneosacra debido a la ubicación de los cuerpos de células preganglionares
• Somas preganglionares de la división craneal situados en el tronco del encéfalo, asociados con los NC:
1. III: núcleo preganglionar: accesorio oculomotor (Edinger-Westphal); somas posganglionares ubicados en el ganglio ciliar
2. VII: núcleo preganglionar: salivatorio superior; somas posganglionares ubicados en los ganglios submaxilar y pterigopalatino
3. IX: núcleo preganglionar: salivatorio inferior; somas posganglionares ubicados en el ganglio ótico</td><td>• Responsable del control del estado de reposo; descanso y reposo
• Responsable de la conservación de la energía; reduce la frecuencia cardíaca, aumenta la digestión
• NC III: contracción de la pupila y acomodación
• NC VII: lagrimeo, aumento en la secreción de la mucosa oral y nasal, aumento de la salivación
• NC IX: aumento de la salivación</td></tr>
</table>

SISTEMA NERVIOSO AUTÓNOMO *(continuación)*		
División	**Descripción**	**Función**
Parasimpática	4. X: núcleo preganglionar: **núcleo motor dorsal del nervio vago**; somas posganglionares situados en la pared del órgano diana en el tórax y el abdomen; inervación parasimpática hasta el colon transverso medio • Los somas preganglionares de la división sacra, situados en la médula espinal sacra S2-S4, suministran inervación parasimpática distal al colon transverso medio y a los órganos de la pelvis; las fibras preganglionares viajan en los **nervios esplácnicos pélvicos** hacia los ganglios intramurales en la pared del órgano diana • Los somas pre y posganglionares utilizan **acetilcolina** como neurotransmisor	• NC X: aumenta la secreción y motilidad gástricas, disminuye el ritmo cardíaco y provoca broncoconstricción • Parasimpáticos sacros: dan lugar a la erección y a la necesidad de orinar, y aumentan la secreción y la motilidad gástricas

el sistema nervioso central (SNC) al efector, tanto la división simpática como la parasimpática están formadas por dos cadenas de neuronas con un ganglio intermedio. El soma preganglionar se encuentra en el SNC, y el soma posganglionar se localiza en un ganglio periférico para ambos sistemas.

Conceptos complementarios

Los sistemas simpático y parasimpático tienen efectos antagónicos en la mayoría de los sistemas y órganos, y dado que el sistema parasimpático es el lado del SNA que conserva la energía, suele ejercer más influencia que el simpático. Las fibras parasimpáticas posganglionares son relativamente cortas y, como tales, son capaces de activar grupos musculares más específicos para ahorrar energía; las fibras simpáticas posganglionares son relativamente largas, lo que provoca reacciones masivas y a menudo inadecuadas ante una situación de urgencia.

Relevancia clínica

Disautonomía es un término general usado para describir el funcionamiento del SNA. Puede implicar problemas con la función de cualquiera de las múltiples estructuras inervadas por el SNA.

CEREBELO

El cerebelo coordina movimientos motores complejos y está involucrado en el aprendizaje motor, así como en la actividad motora planificada con destreza. No inicia la actividad motora; por el contrario, controla o influye en la fuerza, el tiempo y la precisión de la actividad motora continua.

Se encuentra en la región infratentorial en la fosa craneal posterior.

Pedúnculos cerebelosos

El cerebelo se encuentra conectado con el tronco del encéfalo por tres pedúnculos cerebelosos (FIG. 3-7).

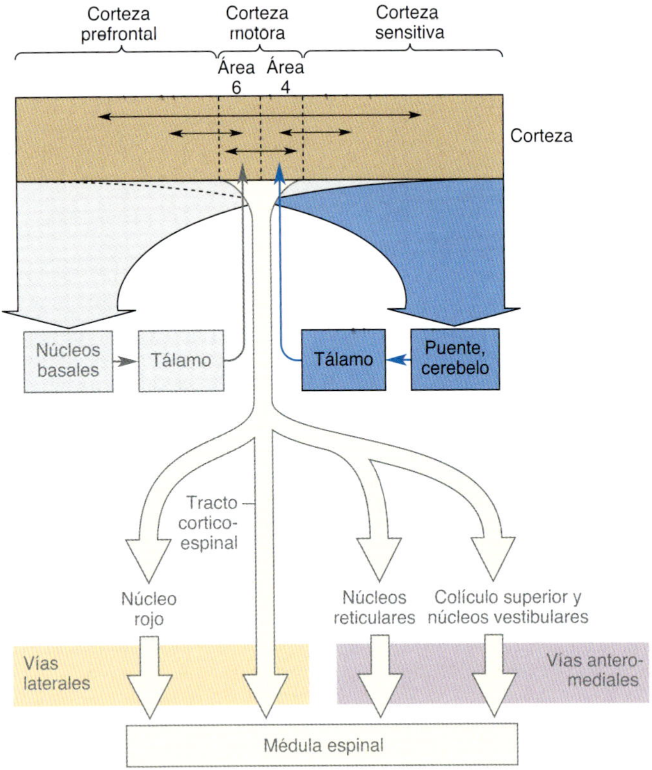

Figura 3-7. Circuitos de la corteza cerebelosa.

PEDÚNCULOS CEREBELOSOS		
Pedúnculo	**Descripción**	**Función**
Superior	• Conecta el cerebelo con el mesencéfalo inferior y el puente • Contiene los **tractos dentorrubro-talámico**, **espinocerebeloso anterior** y **trigeminocerebeloso**	Vía principal de las eferencias del cerebelo
Medio	• Conecta el cerebelo al puente • Contiene las **fibras pontocerebelosas**	Vía principal de entrada al cerebelo
Inferior	• Conecta el cerebelo a la médula oblongada superior • Dos partes: (1) **cuerpo restiforme**, que contiene los **tractos espinocerebeloso posterior**, **cuneocerebeloso** y **olivocerebeloso**; y (2) **cuerpo yuxtarrestiforme**, que contiene las **fibras vestibulocerebelosas** y **cerebelovestibulares**	Mezcla de aferentes y eferentes cerebelosas, principalmente aferencias de la médula espinal

Morfología cerebelosa

El cerebelo puede dividirse de anterior a posterior, y de medial a lateral (*v.* cap. 1).

Corteza cerebelosa

De superficial a profunda, la corteza cerebelosa se divide en una capa molecular, una capa de células de Purkinje y una capa de células granulares **(FIG. 3-8)**.

CAPAS DE LA CORTEZA CEREBELOSA		
Capa	**Descripción**	**Función**
Molecular	• Contiene el árbol dendrítico de células de Purkinje • Incluye fibras paralelas de células granulares • Contiene células estrelladas y en canasta	Sitio de sinapsis excitatoria de las células granulares en las células de Purkinje

(continúa)

CAPAS DE LA CORTEZA CEREBELOSA *(continuación)*

Capa	Descripción	Función
Células de Purkinje	Contiene somas (cuerpos celulares) de Purkinje	• Las células de Purkinje representan la única salida de la corteza cerebelosa, siempre inhibitoria (liberan ácido γ-aminobutírico [GABA]); se proyectan a los núcleos cerebelosos profundos y a los núcleos vestibulares • Excitadas por las fibras paralelas y **trepadoras** del tracto olivocerebeloso • Inhibidas por las células estrelladas y en canasta
Células granulares	Contiene células granulares y de Golgi	• Las células granulares excitan (glutamato) a las células de Purkinje, en canasta, estrelladas y de Golgi • Las células granulares son inhibidas por las células de Golgi • Las células granulares son excitadas por las **fibras musgosas** (fibras excitatorias de los tractos espino y pontocerebelosos)

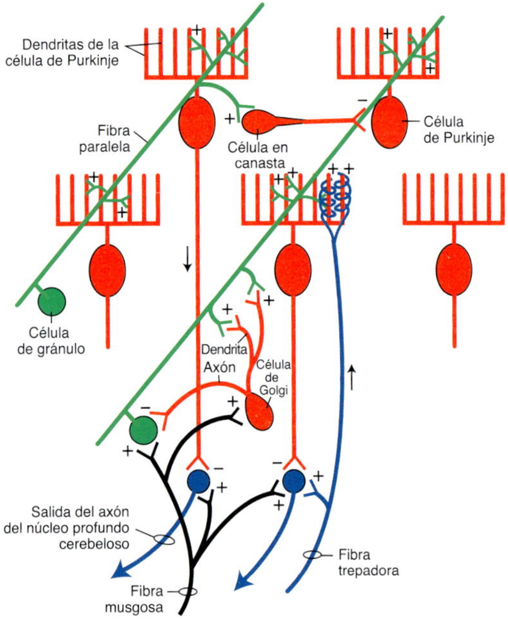

Figura 3-8. La corteza cerebelosa. Rojo = inhibitorio; verde = excitatorio; azul = circuito fuera del cerebelo.

PARTES DEL CEREBELO

Lóbulo anatómico	División filogenética	División funcional	Núcleo profundo	Función
Anterior	Paleocerebelosa	Cerebelo espinal	Interpuesto (globoso + emboliforme)	Locomoción: caminar, correr
Fisura primaria				
Posterior	Neocerebelosa	Cerebelo cerebral	Dentado	Movimiento fino: tocar el piano, escribir
Fisura posterolateral				
Floculonodular	Arquicerebelosa	Cerebelo vestibular	Fastigio	Equilibrio: sentado en posición erecta

Cerebelo funcional

Funcionalmente, el cerebelo puede dividirse en términos de su participación en movimientos desde primitivos hasta más avanzados; este sistema incluye los núcleos cerebelosos profundos asociados con cada división.

DIVISIONES FILOGENÉTICAS

División	Descripción	Función
Vestibulocerebelosa	• También conocida como *arquicerebelosa* • La vía comienza en el oído interno; recorre el NC VIII hasta los núcleos vestibulares en el puente, el núcleo fastigio y el lóbulo floculonodular • El lóbulo floculonodular también recibe aferencia del colículo superior (información visual) y de la corteza estriada (visual); se proyecta hacia los núcleos vestibulares	• Postura, equilibrio y movimientos oculares • Permite al cerebelo coordinar los movimientos del bulbo ocular con el movimiento de la cabeza y la posición para mantener las imágenes enfocadas en la retina
Espinocerebelosa	• También conocida como *paleocerebelosa*	• Postura, tono muscular, sincronización y precisión de los movimientos en curso, particularmente en el tronco y la cintura de las extremidades

(continúa)

DIVISIONES FILOGENÉTICAS *(continuación)*		
División	**Descripción**	**Función**
Espinocerebelosa	• Recibe la aferencia de la médula espinal y del oído interno; también del núcleo mesencefálico y de las fibras cuneocerebelosas (miembro superior) hacia los núcleos interpuestos (globoso y emboliforme)	• Conexiones recíprocas con la médula espinal que permiten al cerebelo influir en los mecanismos de control de la médula espinal descendentes
Neocerebelosa	• También conocida como *pontocerebelosa* • Recibe la información sensorial y motora de la corteza cerebral • La información de la corteza se trasmite al puente (fibras pontocerebelosas) • El tracto dentorrubrotalámico se proyecta de vuelta hacia el **núcleo rojo** y el tálamo	• Movimientos aprendidos, destreza; coordinación bulbo ocular-mano con la fuerza apropiada, sincronización y precisión • Del cerebelo al núcleo rojo permite intervenir sobre todas las fibras corticales descendentes para influir en los movimientos volitivos

Conceptos complementarios

El núcleo rojo se proyecta hacia el núcleo olivar inferior a través del tracto tegmental central, que se proyecta de vuelta hacia el cerebelo, formando un bucle o circuito cerrado. Dichos «circuitos» cerebelosos, mediante los cuales el circuito cerebeloso está conectado a la vía descendente, permiten al cerebelo influir en la vía descendente con base en la información entrante de la médula espinal, el sistema visual y el oído interno.

Relevancia clínica

Las **lesiones del lóbulo floculonodular** o **lesiones arquicerebelosas** conducen a un desequilibrio troncal; la marcha y el tronco se ven afectados. Esto provoca que la persona afectada camine de manera oscilante, con balanceo del tronco al caminar. Los individuos parecen poco estables, tienden a tambalearse y pueden parecer alcoholizados. Las posibles causas son un tumor del ángulo pontocerebeloso o un síndrome medular lateral (es decir, la obstrucción de la arteria cerebelosa inferior posterior).

Las **lesiones del lóbulo anterior** o **lesiones paleocerebelosas** se relacionan frecuentemente con alcoholismo o malnutrición. Los síntomas aparecen como déficits gruesos, que afectan principalmente el tronco y las piernas. Los signos más destacados incluyen la distaxia (ataxia), la falta de coordinación de los músculos de la marcha y la postura, que causa que las piernas pierdan coordinación, y la distaxia (ataxia) del tronco, lo que provoca que el tronco se meza al caminar.

Las **lesiones del neocerebelo** o **lesiones neocerebelosas** a menudo son unilaterales y pueden combinarse con síntomas del lóbulo anterior y del vermis. Las lesiones de los hemisferios cerebelosos, el núcleo dentado (p. ej., por el bloqueo de la arteria cerebelar inferior anterior) o el pedúnculo cerebeloso superior (p. ej., tracto dentorrubrotalámico) también pueden afectar el movimiento ocular y el habla. Los síntomas son más evidentes en el miembro superior durante los movimientos rápidos y finos.

4 Sistema límbico

EL SISTEMA LÍMBICO

El sistema límbico es un conjunto de estructuras profundas en el encéfalo que participan colectivamente en la memoria emocional, el comportamiento y la consolidación de la memoria (FIG. 4-1). Las estructuras del sistema límbico pueden agruparse en prosencéfalo basal y medial, lóbulo temporal medial y lóbulo límbico. Las actividades del sistema límbico se expresan a través del hipotálamo.

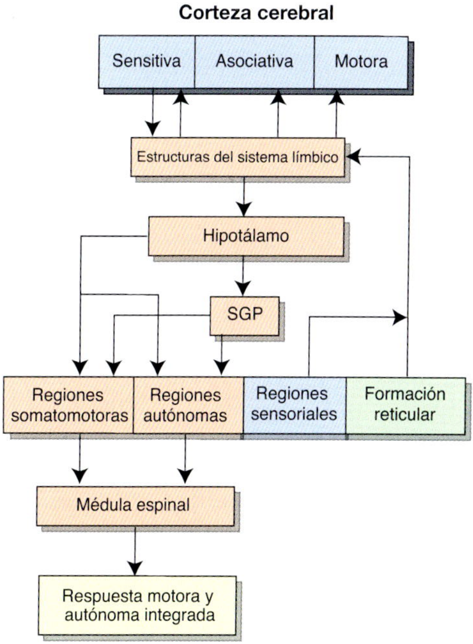

Figura 4-1. Flujo de información hacia y desde el sistema límbico (SGP, sustancia gris periacueductal).

PARTES DEL SISTEMA LÍMBICO			
Grupo	**Partes**	**Descripción**	**Función**
Prosencéfalo medial y basal	Área septal	• Situada cerca de la línea media e inferior al cuerpo calloso, sobre la cara medial del lóbulo frontal • Conexiones: 1. Formación hipocámpica a través del fórnix 2. Hipotálamo a través del fascículo prosencefálico medial 3. Habénula a través de la estría medular 4. Corteza cerebral a través de proyecciones difusas	Participa en la regulación de la atención adecuada a los estímulos y de la motivación; su estimulación produce sentimientos de placer
	Prosencéfalo inferior (ventral)	• Región general en la cara inferior del lóbulo frontal profundo a la corteza del área septal e inferior a la comisura anterior • Conexiones: 1. Corteza cerebral 2. Tálamo 3. Sustancia negra 4. Giro cingulado 5. Sistema límbico 6. Giro parahipocámpico	Regula la postura corporal y el tono muscular que acompañan al comportamiento y estados emocionales, como el miedo, la tensión y el placer
Lóbulo temporal medial: formación hipocámpica y uncus	Hipocampo: parte de la formación hipocámpica	• Situado a lo largo de la cara medial del cerebro; limita con el cuerno inferior del ventrículo lateral dentro del lóbulo temporal • Conexiones: 1. Área septal vía el fórnix 2. Hipotálamo (incluidos los cuerpos mamilares) a través del fórnix 3. Giro dentado 4. Subículo 5. Giro parahipocámpico	Funciones del aprendizaje y la memoria, la consolidación de la memoria de corto plazo en memoria de largo plazo y el reconocimiento de lo novedoso
	Giro dentado: parte de la formación hipocámpica	• Situado dentro del lóbulo temporal • Conexiones: 1. Hipocampo 2. Corteza entorrinal a través del fórnix	

PARTES DEL SISTEMA LÍMBICO *(continuación)*			
Grupo	**Partes**	**Descripción**	**Función**
Lóbulo límbico	Giro cingulado	• Giro arqueado, largo, superior al cuerpo calloso • Conexiones: 1. Corteza cerebral 2. Tálamo 3. Cuerpos mamilares 4. Hipotálamo 5. Formación hipocámpica 6. Área septal 7. Amígdala	Formación de la memoria y respuesta emocional a estímulos (en especial los olfatorios); regulación de las respuestas viscerales que acompañan al comportamiento
	Giro parahipocámpico	• Paralelo y yace en la profundidad del hipocampo • Continua en la parte posterior con el giro cingulado • El componente principal es la **corteza entorrinal** • Conexiones: 1. Corteza cerebral 2. Formación hipocámpica	
	Amígdala	• Ubicada profundamente en la cara anteromedial del lóbulo temporal, inferior al uncus • Conexiones: 1. Corteza cerebral temporal y prefrontal 2. Tálamo 3. Hipotálamo 4. Área septal 5. Cuerpo estriado 6. Tronco del encéfalo	• Regula el nivel de agresión en estados emocionales y de comportamiento; su estimulación produce rabia y ansiedad • Recibe las aferencias sensoriales típicas: somatosensitivas, vista, olfato, sensación visceral, audición y también recibe estímulos sensitivos sobre el nivel de confort o ansiedad (a partir de fuentes corticales)

Conceptos complementarios

El circuito de Papez (cerebro visceral) **(FIG. 4-2)** es la primera vía descrita que implica al sistema límbico propiamente dicho. Va del giro cingulado a la formación hipocámpica hacia el hipotálamo (cuerpos mamilares), y del núcleo anterior del tálamo hacia el giro cingulado.

Las proyecciones de la amígdala y del hipocampo en el cuerpo estriado (en especial al núcleo accumbens) influyen en la actividad motora en tanto que se relaciona con el humor y la emoción.

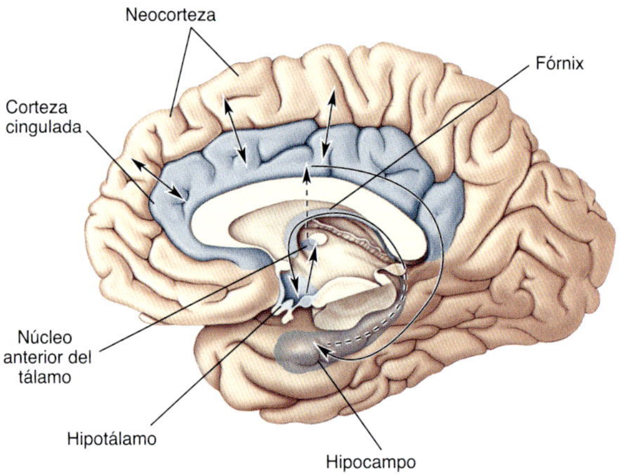

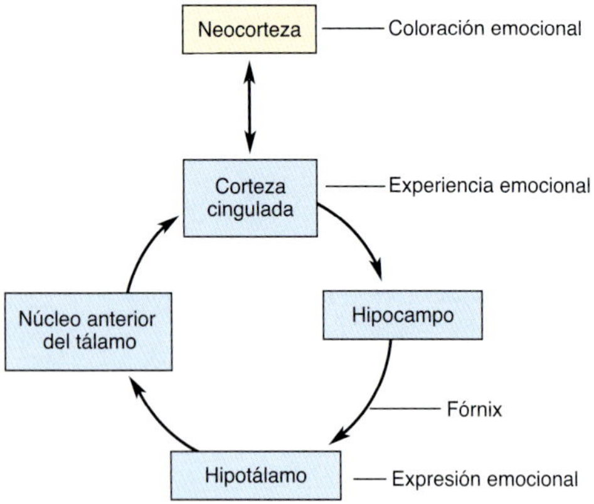

Figura 4-2. Circuito de Papez.

La estimulación de la amígdala provoca estrés y ansiedad, mientras que el estímulo del área septal causa placer y relajación; estos dos sistemas controlan el equilibrio de las respuestas emocionales dependiendo de las circunstancias.

El sistema límbico consolida la memoria a través de **potenciación a largo plazo** (PLP), un mecanismo de consolidación de la memoria (FIG. 4-3). Una sinapsis se dispara en un determinado patrón

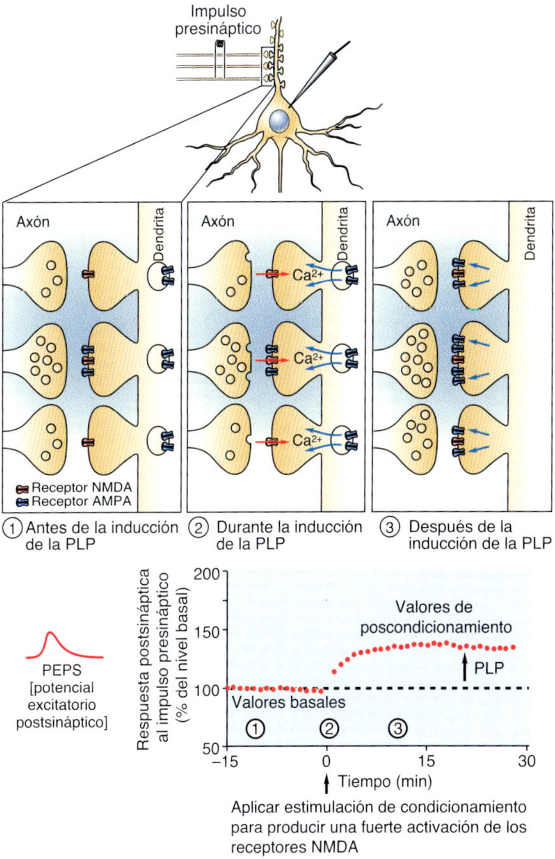

Figura 4-3. Potenciación a largo plazo (NMDA, ácido N-metil-D-aspártico; AMPA, ácido α-amino-3-hidroxi-5-metil-4-isoazolepropiónico; PLP, potenciación a largo plazo; PEPS, potencial excitatorio postsináptico).

temporal, haciendo más probable que la sinapsis se vuelva a activar por el mismo patrón en el futuro. Cuanto más se active la sinapsis, más probable es que se active nuevamente en el futuro, lo que permite relacionar los estímulos y las respuestas.

Consideraciones clínicas

El hipocampo es una de las primeras áreas que sufren la muerte celular en la enfermedad de Alzheimer; debido a que es importante en la consolidación de los recuerdos, las personas con la enfermedad de Alzheimer tienen dificultad con la consolidación de nuevos recuerdos, mientras que los recuerdos a más largo plazo se conservan en las primeras fases de la enfermedad. Las lesiones de la amígdala producen placidez, incluida la pérdida del miedo, la rabia y la agresión. Un animal con un déficit en esta área es poco probable que dure mucho tiempo en la naturaleza.

El **síndrome de Klüver-Bucy** se produce por la destrucción bilateral de la cara medial de los lóbulos temporales, incluyendo la amígdala y el hipocampo, lo que provoca placidez, hipersexualidad, hiperfagia y agnosia visual.

El **síndrome de Korsakoff**, normalmente producto de la deficiencia de tiamina (a menudo vista en las personas con alcoholismo), conduce a la pérdida de células en la formación hipocámpica y produce amnesia, confabulación y desorientación.

5 Sentidos químicos

Los sentidos químicos son aquellos en los que participan sustancias químicas disueltas con el fin de iniciar los impulsos de los receptores. Los sentidos químicos son el olfato (olores) y el gusto (sabores).

OLFATO

El olfato es un sentido filogenéticamente antiguo. Diversas sustancias y concentraciones químicas disueltas en la mucosa nasal estimulan una serie de receptores olfatorios, que la corteza olfatoria interpreta para crear el sentido del olfato (FIG. 5-1). La enorme gama de olores que podemos distinguir aún no se comprende del todo.

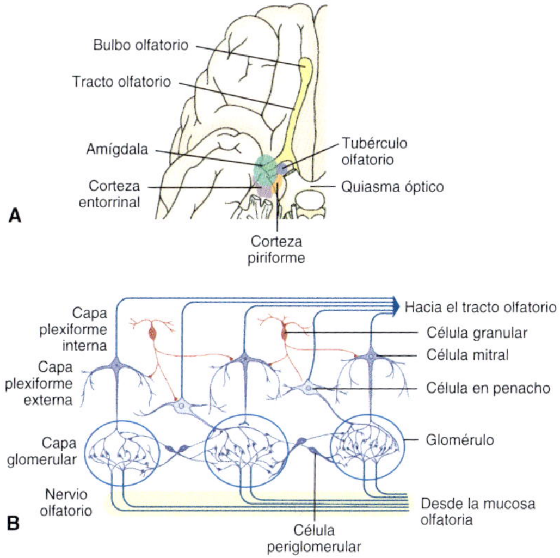

Figura 5-1. El sistema olfatorio. **A.** Corteza olfatoria. **B.** Contenido del bulbo olfatorio. *(continúa).*

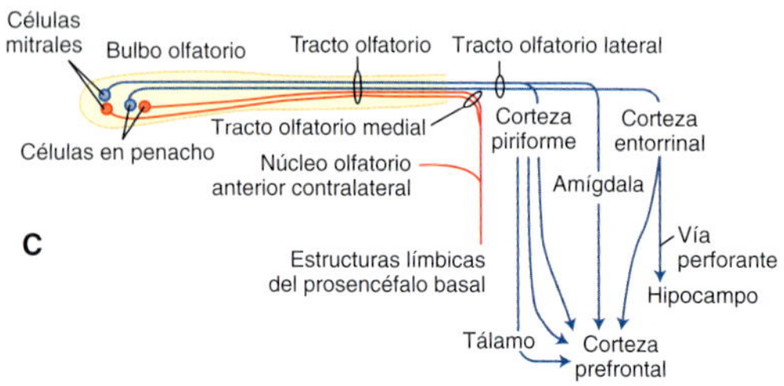

Figura 5-1. *(continuación).* **C.** Conexiones centrales del sistema olfatorio.

SISTEMA OLFATORIO			
Parte	**Descripción**	**Conexiones**	**Función**
Epitelio olfatorio	Hay tres tipos de células: 1. **Basales:** células progenitoras; dan lugar a las neuronas receptoras olfatorias 2. **De sostén:** secretan gránulos sobre la superficie de la mucosa 3. **Receptoras:** neuronas bipolares de primer orden, capaces de mitosis; los cilios ofrecen una superficie de transducción de señales estimulantes del olor	Las señales se transmiten desde el epitelio olfatorio en el bulbo olfatorio pasando a través de la **lámina cribosa** del **etmoides**; las fibras que pasan a través de la lámina cribosa como haces que se conocen como **fila olfatoria**, forman en conjunto el **nervio olfatorio** (NC I)	Detecta y responde a los olores del ambiente y transmite información al bulbo olfatorio
Bulbo olfatorio	• Sitio de las neuronas de segundo orden: **células mitrales** y en **penacho** • Ubicado en la lámina cribosa del etmoides	• Recibe la aferencia del nervio olfatorio • Transmite el impulso desde las neuronas olfatorias de la corteza olfatoria a través del **tracto olfatorio** y la **estría olfatoria lateral**	Permite una respuesta específica a los estimulantes mediante la activación selectiva de los receptores y las neuronas de segundo orden
Tracto olfatorio	Contiene el **núcleo olfatorio anterior**	Se divide en **estría olfatoria lateral** y **medial**	El núcleo olfatorio anterior regula y modula la distribución de la información olfatoria

SISTEMA OLFATORIO *(continuación)*			
Parte	**Descripción**	**Conexiones**	**Función**
Corteza olfatoria	• Sitio de la neurona de tercer orden • Yace sobre el uncus, parte de las **cortezas prepiriforme** y **entorrinal** • Posee una proyección cortical directa (puentea el tálamo)	Envía impulsos al núcleo dorso-medial del tálamo, el prosencéfalo basal y el sistema límbico	Permite la percepción específica de olores a través de conexiones con el sistema límbico: respuesta emocional, y formación y recuperación de la memoria relacionada con el olor

Conceptos complementarios

Las células (neuronas) receptoras olfatorias son algunas de las pocas neuronas del sistema nervioso humano que activamente experimentan mitosis durante toda la vida.

Consideraciones clínicas

La fractura de la delgada lámina cribosa (p. ej., por un traumatismo en la nariz) que daña la fila olfatoria es causa habitual de anosmia (pérdida del olfato). Además, esto puede perforar o desgarrar la duramadre suprayacente y causa la filtración de líquido cerebroespinal en la cavidad nasal y la nariz. El olfato normalmente se recupera después de la regeneración de las células receptoras.

GUSTO (SABORES)

El gusto se percibe a través de la estimulación de las papilas gustativas. El sabor comprende el gusto, además de aferencias olfatorias,

VÍA DEL GUSTO			
Parte	**Descripción**	**Conexiones**	**Función**
Receptores gustativos	• Situados en las papilas gustativas de la cavidad oral y la lengua • Los cilios se extienden a través del poro gustativo • Células epiteliales modificadas con propiedades neuronales • Reemplazados cada 1-2 semanas	Las células gustativas despolarizadas hacen sinapsis con neuronas de primer orden cuyas dendritas envuelven la célula	• Los cilios se proyectan a través de los poros y son bañados por la saliva; las sustancias químicas causan la despolarización de las células • Cinco sensaciones gustativas primarias: dulce, ácido, amargo, salado y umami (del japonés «sabroso»)

(continúa)

VÍA DEL GUSTO *(continuación)*			
Parte	**Descripción**	**Conexiones**	**Función**
Neurona de primer orden	• Células seudounipolares ubicadas en los **ganglios geniculado** (NC VII), **petroso** (NC IX) y **nodoso** (NC X) • Forma la extremidad aferente del reflejo: tos, deglución • Implicada en los procesos de los NC VII, IX y X	• Los NC transmiten los impulsos desde la lengua hacia el núcleo solitario a través del tracto solitario • Los 2/3 anteriores de la lengua: NC VII • El 1/3 posterior de la lengua: NC IX • Epiglotis, paladar blando: NC X	Transmite información neural desde la lengua hacia el núcleo solitario
Neurona de segundo orden	Situada en la médula oblongada en la porción gustativa (en su mayor parte, superior) del núcleo solitario: el **núcleo gustativo**	• Recibe aferencias desde los NC • Las fibras pasan homolateralmente a través del **tracto tegmental central** hacia la parte medial del **núcleo ventral posteromedial** (VPM) del tálamo • Se proyecta al **núcleo parabraquial** del puente	• Las neuronas de segundo orden del núcleo solitario reciben y combinan la información del gusto desde los tres NC que perciben el gusto • El núcleo parabraquial pasa información del gusto hacia el hipotálamo y la amígdala
Neurona de tercer orden	Situada en la parte más medial del núcleo VPM del tálamo	• Recibe la señal del núcleo solitario • Transmite información gustativa a la corteza a través de la cápsula interna	Transmite información gustativa homolateral desde el núcleo VPM hacia la corteza gustativa
Corteza gustativa	• Área de Brodmann 43 • Situada cerca de la ínsula y la superficie medial del opérculo frontal, cerca de la base del surco central	• Recibe aferencias del núcleo VPM • Se proyecta a la corteza orbital desde el lóbulo frontal orbital y hacia la amígdala	Integra la información del gusto con la de otras áreas (sistemas límbico, olfatorio, visual y sensorial) para producir la percepción del sabor

somatosensitivas, visuales y límbicas. El estado de ánimo, la cercanía de la ingesta anterior, la temperatura, el olor, el aspecto y la textura de la comida, afectan en conjunto la percepción del sabor.

Relevancia clínica

Fumar es la causa más común de ageusia (pérdida del gusto).

6 Sistema visual

El sistema visual es responsable del procesamiento de las imágenes formadas por la luz que impacta la retina. Está compuesto por sistemas de transmisión neural que comienzan en el bulbo ocular y viajan por el nervio y tracto ópticos al núcleo geniculado lateral (NGL) del tálamo y, finalmente, a la corteza visual.

ESTRUCTURAS

ESTRUCTURA DEL BULBO OCULAR Y DE LA RETINA

Parte	Descripción	Conexiones	Función
Bulbo ocular	Compuesto de tres capas (túnicas): 1. Externa: esclerótica y córnea 2. Media: coroides, iris y cuerpo ciliar 3. Interna: retina	• La retina se compone de siete capas • Los impulsos se transmiten desde la superficie hacia el interior	• La estructura del bulbo ocular enfoca la luz sobre la retina, sobre todo en el centro (fóvea) • Los impulsos procedentes de los fotorreceptores son enviados a las células ganglionares, que forman el nervio óptico
Retina	Compuesta por cinco tipos de células, desde la superficie hacia lo profundo: 1. Fotorreceptores 2. Células bipolares 3. Células horizontales 4. Células amacrinas 5. Células ganglionares	Los fotorreceptores son estimulados y envían un impulso que eventualmente activa las células ganglionares que forman el nervio óptico	Recibe las imágenes enfocadas de la córnea y del cristalino, lo que inicia un impulso que se transmite al nervio óptico

(continúa)

ESTRUCTURA DEL BULBO OCULAR Y DE LA RETINA *(continuación)*			
Parte	**Descripción**	**Conexiones**	**Función**
Retina	**Disco óptico** (papila): medial a fóvea, punto ciego; contiene los axones de las células ganglionares **Mácula lútea:** área pigmentada de amarillo que rodea la fóvea central; zona de mayor agudeza visual; contiene únicamente conos		

Retina

Las siete capas de la túnica interna del bulbo ocular se desarrollan como extensión del diencéfalo (FIG. 6-1B). Las siete capas de la retina desde la superficie hacia lo profundo son:

1. Epitelio pigmentado de la retina
2. Capa de fotorreceptores
3. Capa nuclear externa
4. Capa plexiforme externa
5. Capa nuclear interna
6. Capa plexiforme interna
7. Capa de células ganglionares

CÉLULAS DE LA RETINA			
Tipo de célula	**Descripción**	**Conexiones**	**Función**
Fotorreceptoras	• Dos tipos: **bastones** y **conos** • Conformados por el soma celular y la terminación sináptica; responden a la luz • El neurotransmisor es el glutamato	Hacen sinapsis en las células bipolares y horizontales	• Bastones: proporcionan imágenes de baja agudeza visual; monocromáticas • Conos: proporcionan imágenes de alta agudeza visual; visión de color; necesitan mucha luz • Ambos convierten el estímulo de la luz en impulsos neuronales

CÉLULAS DE LA RETINA *(continuación)*

Tipo de célula	Descripción	Conexiones	Función
Bipolares	• Reciben el impulso de los fotorreceptores • Situadas entre la capa plexiforme interna y la externa • El neurotransmisor es el glutamato	Terminan en las células ganglionares	Proporcionan la ruta desde los fotorreceptores hacia las células ganglionares
Amacrinas	• Situadas entre la capa nuclear interna y la capa plexiforme externa • El ácido γ-aminobutírico (GABA), la dopamina y la acetilcolina actúan como neurotransmisores	Hacen sinapsis en las células ganglionares en la capa plexiforme externa	Inhiben las células ganglionares
Horizontales	• Situadas en las capas nucleares y plexiformes • El neurotransmisor es el GABA	Hacen sinapsis en las células bipolares	• Modifican las respuestas de las células bipolares • Desempeñan un papel en la diferenciación de colores • Son responsables de la inhibición lateral de los fotorreceptores
Ganglionares	• Única fuente de salida de la retina, actúan como aferentes de tercer orden • El neurotransmisor es el glutamato • Los axones dejan la retina como nervio óptico (NC II)	Los axones continúan hacia el quiasma óptico como nervio óptico	Son influenciadas por las células bipolares y horizontales

Conceptos adicionales

Las células ganglionares forman el nervio óptico (NC II); se proyectan a:

- El tálamo (NGL).
- El **colículo superior**: para mediar los reflejos visuales y para generar el mapa visual dinámico del entorno.

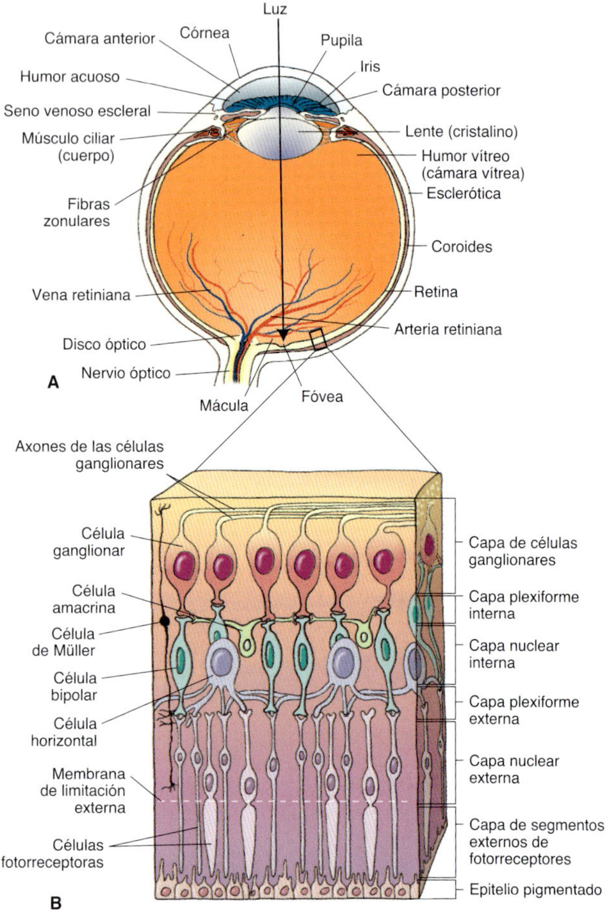

Figura 6-1. A. El bulbo ocular. **B.** Las capas de la retina.

- Hipotálamo (núcleo supraquiasmático): para mediar los ritmos circadianos (conexión con la glándula pineal).
- Núcleo pretectal: desempeña un papel en la mediación de las respuestas del comportamiento ante la luz: reflejo pupilar a la luz, reflejo optocinético, reflejo de acomodación y los ritmos circadianos. La **inhibición lateral** es la propiedad de una neurona activada de inhibir la excitación de las neuronas cercanas, proporcionando así mayor discriminación de la neurona excitada.

VÍAS

Vía visual

La imagen visual es transferida por la vía visual central desde la retina hacia la corteza cerebral. En el camino, la imagen se distribuye en varias partes del sistema nervioso central (SNC).

VÍA VISUAL

Parte	Descripción	Conexiones
Nervio óptico (NC II)	• En realidad es un tracto cubierto de mielina del diencéfalo • Revestido con aracnoides, la piamadre y el espacio subaracnoideo	• Los axones de las células ganglionares salen del bulbo ocular en el disco óptico y viajan al quiasma óptico • Transmiten impulsos de la retina al quiasma óptico
Quiasma óptico	• Las fibras de la retina nasal cruzan la línea media para unirse a las fibras de la retina temporal del bulbo ocular contralateral; por tanto, la información visual procedente del campo visual izquierdo de ambos bulbos oculares viaja por el lado derecho de la vía visual y viceversa • Situado inmediatamente superior a la hipófisis	Recibe las aferencias del NC II; las fibras retinianas nasales cruzan y continúan posteriormente como tracto óptico
Tracto óptico	Transmite información coincidente del campo visual que proviene de la parte posterior de cada bulbo ocular; tiene fibras de la hemirretina temporal homolateral y de la hemirretina nasal contralateral	Conecta el quiasma óptico con el NGL del tálamo

(continúa)

VÍA VISUAL *(continuación)*		
Parte	**Descripción**	**Conexiones**
Núcleo geniculado lateral	• Parte de la cara posterior del tálamo • Compuesto por seis capas designadas por el campo visual con el que se relacionan: • Hemirretina temporal homolateral (capas 2, 3 y 5) • Hemirretina nasal contralateral (capas 1, 4 y 6) • O se identifica por el tamaño de la célula: • Capas magnocelulares (capas 1 y 2): responsables de transmitir información de contraste y movimiento • Capas parvocelulares (capas 3 a 6): responsables de transmitir la información del color y la forma	• Las fibras viajan al lóbulo occipital junto con el tracto geniculocalcarino o las radiaciones ópticas • Las fibras del campo visual inferior terminan en la pared superior del surco calcarino; las fibras del campo visual superior terminan en la pared inferior del surco calcarino
Radiaciones ópticas	• Se esparcen junto con la parte retrolenticular de la cápsula interna • Las fibras que se extienden en la parte inferomedial en el lóbulo temporal son conocidas como **asa de Meyer** • Estas fibras transportan información del campo visual superior de ambos bulbos oculares	• Transmiten impulsos del NGL a la corteza occipital primaria (área 17) • Las radiaciones ópticas izquierdas llevan toda la información de los campos visuales derechos de ambos bulbos oculares y viceversa
Corteza visual primaria	• Área cortical (17) a lo largo del surco calcarino del lóbulo occipital • La información visual es invertida y revertida al llegar al área 17 • La información procedente de los campos visuales inferiores termina en la parte superior del surco calcarino en el giro cuneiforme (cuña); la información de los campos visuales superiores termina en la parte inferior del surco calcarino en el giro lingual (língula)	• La corteza visual primaria clasifica y envía información a otras áreas corticales: cortezas de asociación visual (18 y 19) • Posee una organización retinotópica: • La parte central de la retina está representada en la parte más posterior y ocupa una cantidad desproporcionada de la corteza visual • Las partes más periféricas están representadas en la parte más anterior

Conceptos complementarios

Puesto que el nervio óptico es un tracto del diencéfalo, no es en realidad un nervio. Se mantiene una organización retinotópica desde la retina hasta la corteza visual primaria.

Mnemotecnia

La palabra ***SLIM*** puede ayudar a recordar la relación entre los elementos del sistema visual: el colículo **S**uperior recibe las aferencias desde el núcleo geniculado **L**ateral. El colículo **I**nferior las recibe desde el núcleo geniculado **M**edial.

Relevancia clínica

Papiledema

El nervio óptico es parte del diencéfalo y, como tal, está revestido con la aracnoides, la piamadre y el espacio subaracnoideo; los aumentos de la presión intercraneal comprimen el nervio, lo que causa un **papiledema** (hinchazón del disco óptico).

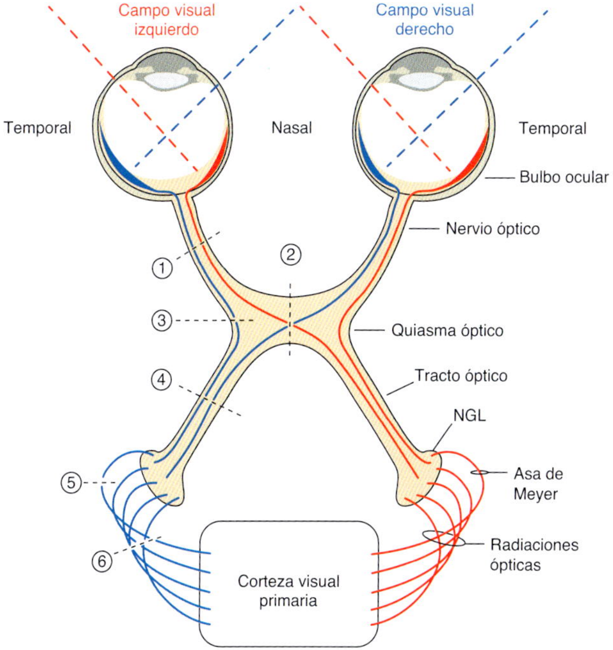

Figura 6-2. Déficits del campo visual. *(continúa)*

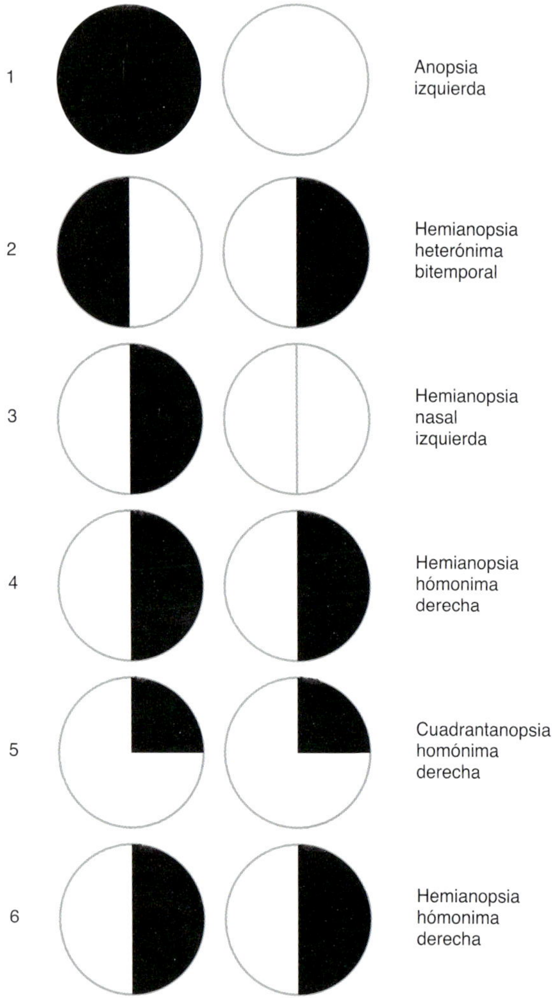

Figura 6-2. *(continuación).* Déficits del campo visual.

Déficits visuales

Los déficits visuales reciben su nombre por la pérdida de campo visual (FIG. 6-2), no por la pérdida retiniana. El quiasma óptico se encuentra inmediatamente superior a la hipófisis; por tanto, un tumor hipofisario puede ejercer presión sobre las fibras que atraviesan el quiasma. Mientras que la presión en sentido sagital medio produce una hemianopsia bitemporal, la compresión bilateral debida a la calcificación de las arterias carótidas internas en el seno cavernoso puede provocar una hemianopsia binasal.

Procesamiento visual

El procesamiento visual implica la conjunción de movimientos oculares rápidos y lentos. Los **movimientos sacádicos** son movimientos rápidos y escalonados que traen objetos a la retina. La velocidad de un movimiento sacádico ocular es demasiado rápida para que el sistema visual transmita la información que recibe, por lo que el SNC calcula la magnitud del movimiento por adelantado y lo inicia de manera refleja. Los **movimientos lentos y suaves de seguimiento** permiten que las imágenes permanezcan en la fóvea central.

MOVIMIENTOS DEL BULBO OCULAR

Acción o estructura	Descripción	Función
Movimientos sacádicos	• Movimientos rápidos, escalonados • Iniciados por los **campos visuales frontales**: parte de la corteza prefrontal (área 8 cortical) y del **colículo superior**	• Traer objetos de interés a la retina • Velocidad demasiado grande para el sistema visual, así que el SNC calcula el tamaño del movimiento por adelantado e inhibe la percepción de la visión durante el movimiento
Movimientos lentos de seguimiento	Seguimiento lento impulsado por la corteza	Permite que las imágenes permanezcan en la fóvea central
Corteza de asociación visual	• Áreas de Brodmann 18, 19, 20 y 37	• Proporciona significado asociado con la visión • Proyecta la información relativa al «dónde» hacia la **corteza parietooccipital** y proyecta la información sobre el «qué» a la **corteza occipitotemporal** • Separa la información visual compleja en dos «corrientes»: 1. Superior (dorsal): dónde 2. Inferior (ventral): qué

Conceptos complementarios

El **nistagmo** es producto de la acción combinada de un movimiento ocular rápido sacádico en una dirección y un movimiento lento de seguimiento en la dirección opuesta, lo cual es necesario para mantener los objetos de interés enfocados en la retina. Cabe aclarar que puede haber nistagmo fisiológico o patológico.

7 Sistemas auditivo y vestibular

Los sistemas auditivo y vestibular consisten en estructuras interconectadas morfológica y funcionalmente. Se encuentran en el oído interno profundo en el hueso temporal, y ambos envían axones de manera central que viajan en el nervio vestibulococlear (NC VIII). Las perturbaciones de un sistema a menudo afectan el otro.

SISTEMA AUDITIVO

El sistema auditivo es responsable del sentido del oído. El aparato de la audición se divide en oído externo, medio e interno (FIG. 7-1).

PARTES DEL OÍDO

Parte	Descripción	Función
Externa	• Consiste en el pabellón auricular (oreja) y el meato acústico externo • Se extiende medialmente hasta la membrana timpánica, la cual vibra cuando la tocan las vibraciones del sonido	• Funciona como un embudo del sonido que proviene del mundo exterior hacia la membrana timpánica • Inervación sensitiva por los NC V, VII y X, y el plexo cervical • Funciona en la localización del sonido
Media	• Limitada lateralmente por la membrana timpánica • Contiene: los osículos (martillo, yunque y estribo), los músculos (tensor del tímpano y tensor del estribo) y la tuba faringotimpánica (auditiva)	• Al moverse la membrana timpánica, vibran los osículos para transmitir las vibraciones hacia la ventana vestibular (oval), que conduce al oído interno • Inervación sensitiva por el NC IX • Los músculos amortiguan el sonido; la tuba faringotimpánica (auditiva) iguala la presión atmosférica
Interna	• Se compone de los órganos receptores dentro del conducto coclear del laberinto membranoso • Las vibraciones procedentes de la ventana vestibular (oval) estimulan las células ciliadas en el conducto coclear; parte del **órgano espiral (de Corti)**	• La vibración de la base del estribo en la ventana vestibular (oval) causa la vibración de la membrana basilar, donde se asienta el órgano espiral (de Corti), que contiene células receptoras llamadas *células ciliadas* (internas y externas) • Las células ciliadas transducen vibraciones en una señal nerviosa, llevada centralmente por el NC VIII

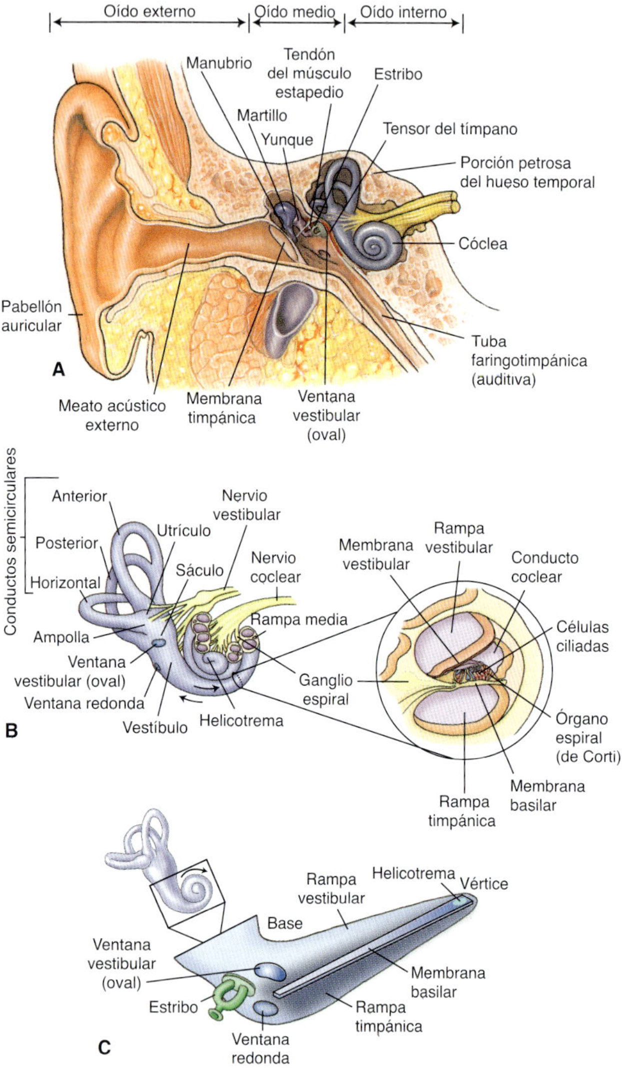

Figura 7-1. **A.** El aparato auditivo. **B.** El oído interno. **C.** La cóclea.

Conceptos complementarios

Tres características de los sonidos que percibimos:

1. Ubicación: una comparación del sistema nervioso central (SNC) mediada por el núcleo olivar superior.
2. Frecuencia: determinada por el sitio donde sea mayor la vibración a lo largo de la membrana basilar.
3. Amplitud: determinada por el número de células ciliares que son estimuladas y, por tanto, el número de fibras nerviosas aferentes que son activadas.

Relevancia clínica

Hipoacusia conductiva

La hipoacusia conductiva se produce cuando cualquier parte del oído medio o externo resulta dañada de manera que impida la transmisión de las vibraciones del sonido al oído interno.

Hipoacusia neurosensorial

La hipoacusia neurosensorial es producto del daño a la cóclea, el NC VIII o la vía auditiva central. Las hipoacusias se pueden explorar clínicamente con un diapasón realizando las maniobras de Weber y Rinne.

Vía auditiva

La vía auditiva comienza con las células ciliares del órgano espiral (de Corti) y termina en la corteza auditiva primaria (FIG. 7-2).

Conceptos complementarios

Debido a que los núcleos cocleares se proyectan bilateralmente, para que haya hipoacusia en un oído, el problema debe ocurrir en los núcleos cocleares o en la cercanía (es decir, el órgano espiral [de Corti], el ganglio espiral o el NC VIII). El NC VIII en realidad son dos nervios en uno: un nervio coclear y un nervio vestibular.

VÍAS AUDITIVAS

Parte	Descripción	Función
Órgano espiral (de Corti)	Las células ciliadas internas y externas son estimuladas por el movimiento de la endolinfa en el conducto coclear y el de la membrana basilar	La flexión de las células ciliadas causa la despolarización, lo que estimula a las aferentes de primer orden del NC VIII
Nervio vestibulococlear (NC VIII)	• Tiene fibras aferentes primarias del sistema auditivo • Cuerpos celulares en el **ganglio espiral** ubicado a lo largo del **ángulo de la boca** (**modiolo**) óseo	Transmite impulsos desde el conducto coclear del tronco del encéfalo

(continúa)

VÍAS AUDITIVAS *(continuación)*

Parte	Descripción	Función
Núcleos cocleares	• Situados en la médula oblongada y el puente • Reciben la señal del NC VIII • Divididos en un grupo posterior y otro anterior	• El núcleo anterior se proyecta bilateralmente hacia el núcleo olivar superior y a través del lemnisco lateral al colículo inferior contralateral • Los núcleos posteriores se proyectan contralateralmente a los colículos inferiores vía la **estría acústica** • Las fibras que cruzan forman el cuerpo trapezoide
Núcleo olivar superior	• Situado en el puente • Transmite información bilateralmente a los colículos inferiores • Las fibras viajan en el lemnisco lateral	• Recibe la aferencia de los núcleos cocleares anteriores • Se proyecta bilateralmente • Implicado en la localización del sonido al hacer una comparación temporal de información proveniente de cada campo auditivo
Colículos inferiores	• Situados en el techo del mesencéfalo • Reciben la aferencia proveniente de los núcleos cocleares posteriores y anteriores	• Envían impulsos al núcleo geniculado medial del tálamo • Las fibras cruzan la línea media vía la comisura del colículo inferior; se proyectan al colículo superior para mediar los reflejos audiovisuales
Núcleo geniculado medial	Parte del tálamo	• Recibe proyecciones del colículo inferior • Se proyecta a la corteza auditiva vía la parte sublenticular de la cápsula interna, las radiaciones auditivas
Corteza auditiva primaria	• Situada a lo largo del giro temporal superior: áreas de Brodmann 41 y 42, conocida como el *giro temporal transverso* (*giro de Heschl*) • Organización tonotópica: las frecuencias bajas en la parte más anterior y las altas en la más posterior	• Entradas del núcleo geniculado medial • Se proyecta hacia la corteza de asociación auditiva: el área 22 • Responsable de la discriminación de sonidos

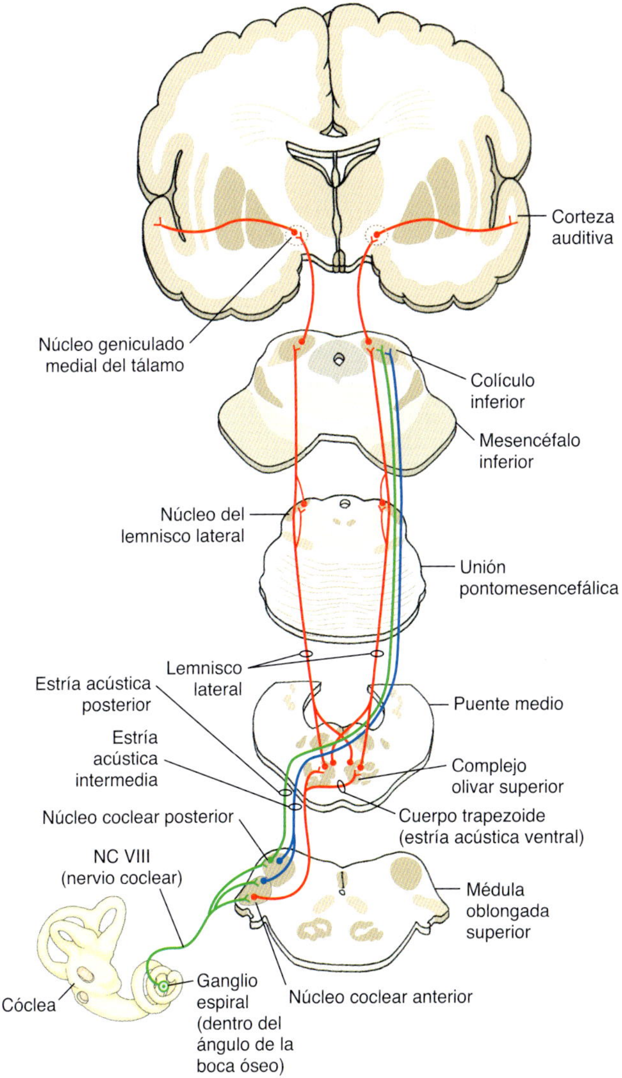

Figura 7-2. Vía auditiva central.

SISTEMA VESTIBULAR

El sistema vestibular está implicado en el sentido del equilibrio. Los conductos semicirculares están involucrados en la detección de movimientos angulares o cambiantes, mientras que los órganos maculares participan en la percepción de la posición estática (FIG. 7-3).

VÍAS DEL SISTEMA VESTIBULAR		
Parte	**Descripción**	**Función**
Conductos semicirculares (CS)	• Con receptores para detectar la aceleración angular de la cabeza • La **cresta ósea** en los CS detecta el movimiento de la cabeza por la deformación de la endolinfa de las células ciliadas incrustadas en la **cúpula gelatinosa**	La deformación de los cilios de las células ciliares estimula los aferentes primarios del NC VIII, cuyos somas se encuentran en el ganglio vestibular (de Scarpa)
Órganos maculares: utrículo y sáculo	• Contienen receptores para la aceleración lineal; constantes • El sáculo responde al máximo con la cabeza en posición vertical • El utrículo responde al máximo con la cabeza en posición perpendicular al cuerpo • Detecta la posición mediante las máculas; contiene otolitos dentro de la membrana gelatinosa en la cual están incrustados los cilios de las células ciliares	• Los otolitos vuelven «pesada» la membrana gelatinosa, de manera que responde a la gravedad y no permite que la membrana restablezca su posición de reposo hasta que la cabeza sea reposicionada • La deformación de los cilios de las células ciliares estimula los aferentes primarios del NC VIII, cuyos somas se encuentran en el ganglio vestibular (de Scarpa)
Ganglio vestibular	Contiene somas aferentes primarios del NC VIII	• Se proyecta centralmente hacia los núcleos vestibulares del tronco del encéfalo • Se proyecta al cerebelo a través del cuerpo yuxtarrestiforme
Núcleos vestibulares	• Situados en el puente y la médula rostral en el nivel del 4.º ventrículo • Reciben la señal del NC VIII, del cerebelo y de los núcleos vestibulares contralaterales	• Las fibras a los núcleos de los NC III, IV y VI coordinan el movimiento de la cabeza y de los bulbos oculares, y median el reflejo vestibuloocular • Las fibras hacen sinapsis a nivel de las cervicales de la médula espinal a través del tracto vestibuloespinal medial para controlar la musculatura de la cabeza y del cuello

VÍAS DEL SISTEMA VESTIBULAR ***(continuación)***

Parte	Descripción	Función
Núcleos vestibulares	• Emiten señales hacia los núcleos oculomotor, abducens y troclear a través del **fascículo longitudinal medial** • Divididos en grupos nucleares superiores, inferiores, mediales y laterales	• Las fibras descienden por toda la médula espinal por el tracto vestibuloespinal lateral para controlar el tono extensor y el equilibrio • Se proyectan al cerebelo, los núcleos vestibulares contralaterales, los núcleos olivares inferiores y el tálamo (ventral posterior inferior y ventral posterior lateral); se proyectan a la corteza vestibular primaria (área 2) y al lóbulo parietal

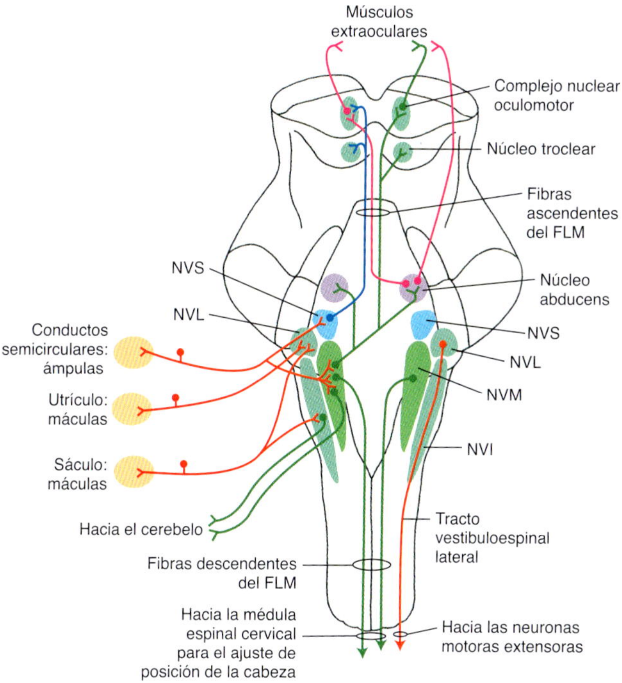

Figura 7-3. Vía vestibular central (NVS, núcleos vestibulares superiores; NVI, núcleos vestibulares inferiores; NVM, núcleo geniculado medial; NVL, núcleos vestibulares laterales; FLM, fascículo longitudinal medial).

Conceptos complementarios

El reflejo vestibuloocular **(FIG. 7-4)** vincula el movimiento del bulbo ocular y del sistema vestibular para mantener los objetos de interés en el centro de la retina a manera de reflejo durante el movimiento de la cabeza. Los bulbos oculares se mueven lentamente frente a la dirección del movimiento de la cabeza, manteniendo así el objeto de interés centrado en la fóvea central.

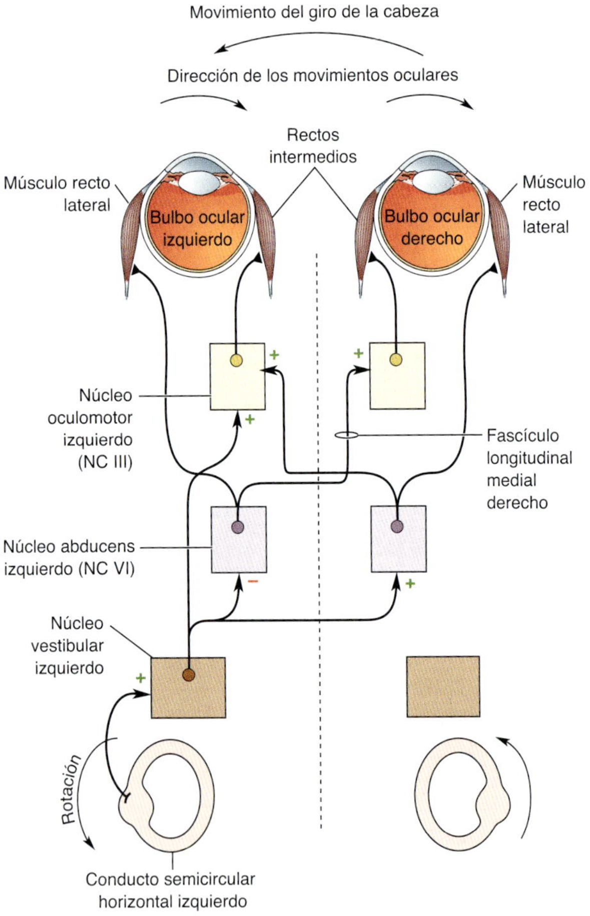

Figura 7-4. Reflejo vestibuloocular.

8 Corteza cerebral

ESTRUCTURAS Y RELACIONES

La corteza cerebral está compuesta por sustancia gris. Se pliega (dobla) para formar giros y surcos, que permiten aumentar su superficie. La corteza cerebral puede clasificarse con base en el número de capas que posee: la isocorteza o neocorteza, de seis capas, constituye la mayor parte de la corteza cerebral humana; mientras que la alocorteza, más primitiva, tiene menos capas. La alocorteza se divide en la arquicorteza del hipocampo y el giro dentado, que cuenta solo con tres capas, y la paleocorteza, de 3 a 5 capas, que sirve como corteza transicional entre la neocorteza y la arquicorteza.

1. Molecular
2. Granular externa
3. Piramidal externa
4. Granular interna
5. Piramidal interna
6. Multiforme

Las neuronas se conectan verticalmente en varias capas formando pequeños microcircuitos relacionados funcionalmente, denominados *columnas*.

Áreas de Brodmann

Brodmann dividió la corteza en 52 regiones con base en su citoarquitectura; las áreas todavía se utilizan hoy en día porque corresponden aproximadamente a las áreas funcionales (FIG. 8-1).

Regiones de la corteza

La corteza cerebral cumple tareas complejas por tener regiones asociativas: áreas de la corteza cerebral responsables de las funciones de relación, integración y procesamiento superior. Estas áreas pueden ser clasificadas como unimodales (que tratan con una función específica) o multimodales (áreas responsables de integrar una o varias modalidades para el proceso de pensamiento superior). Ejemplos de las áreas unimodales son la visual, auditiva, gran parte de la corteza de asociación (p. ej., la asociación visual), la corteza premotora y la corteza complementaria. Ejemplos de las áreas multimodales son las cortezas prefrontal, parietal y temporal.

Las áreas de asociación trabajan para producir significado, calidad y textura para las áreas primarias con las que están asociadas.

TIPOS DE CORTEZA

Área	Descripción
Sensitiva	• Somatosensitiva primaria (3, 1 y 2): giro poscentral; organizada somatotópicamente como homúnculo sensitivo; participa principalmente en la localización de la sensación • Corteza de asociación somatosensitiva (5 y 7): lobulillo parietal superior; implicada en añadir «significado» a la sensación (p. ej., áspero o liso, pesado o ligero) • Giro supramarginal (40): integra la sensación visual, auditiva y somatosensitiva • Corteza visual primaria (17): lóbulo occipital; visión • Corteza de asociación visual (18, 19 y 39): giro angular, cuña y língula; implicada en añadir «significado» a los estímulos visuales • Corteza auditiva primaria (41 y 42): giro temporal superior; audición • Corteza de asociación auditiva (22): giro temporal superior; comprensión del lenguaje • Corteza gustativa (43): opérculo parietal y corteza parainsular; gusto • Corteza vestibular (2): giro poscentral; equilibrio
Motora	• Corteza motora primaria (4): giro precentral; inicia el movimiento voluntario • Corteza premotora (6): giro anterior al precentral en el lóbulo frontal; prepara la corteza motora primaria para la actividad • Corteza motora complementaria (6): lóbulo frontal anterior al giro precentral; contiene el programa del movimiento motor voluntario • Campo de visión frontal (8): giro medio frontal; movimiento ocular
Función superior	Corteza prefrontal (9, 10, 11 y 12): lóbulo frontal; personalidad, motivación, planificación a futuro, reflejos primitivos Área de Broca del lenguaje (44 y 45): giro frontal inferior; habla motora Área de Wernicke del lenguaje (22): giro temporal superior; comprensión del lenguaje

Conceptos complementarios

Dominancia hemisférica se refiere a la parte del encéfalo donde se encuentran los centros del habla. En la mayoría de las personas se trata del hemisferio izquierdo, independientemente de su lateralidad.

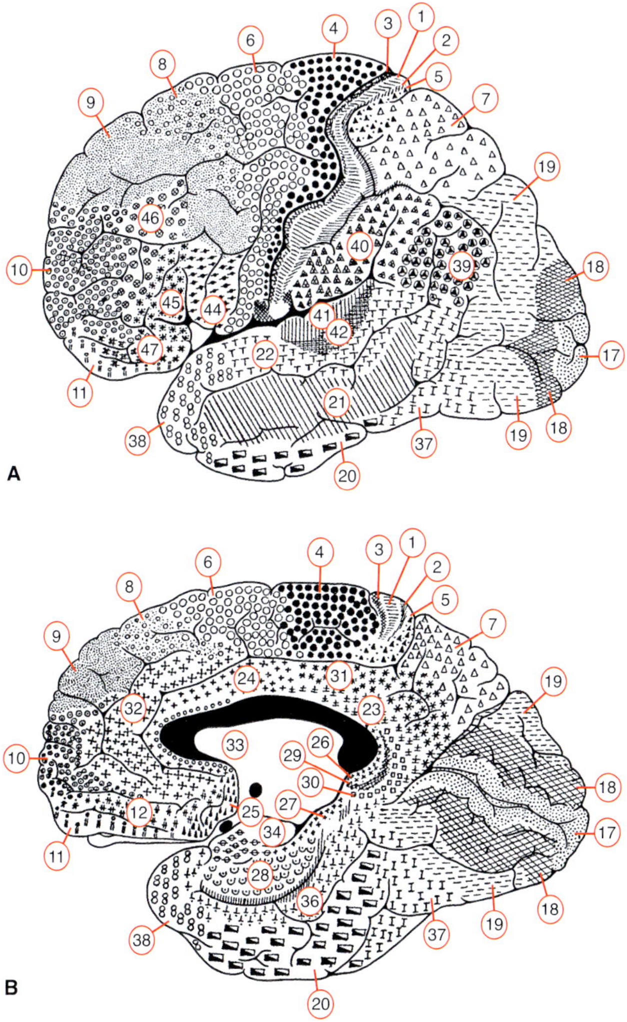

Figura 8-1. Áreas de Brodmann.

Índice alfabético de materias

Nota: los números de página seguidos de una letra f indican una figura.

QUADM0425

CONTENTS

INTRODUCTION

The fun of making your own home remedies is that you get to save money, and you can also get that warm, satisfying feeling of being independent every time you mix up a batch of what you need at the moment. Another plus is that you don't have to drop what you're doing to run off to the nearest market or "super" store. And too, there's always that feeling of being linked to the past—remembering how Grandma mixed up her famous recipes to soothe our skinned knees or showing us how she made and used her potpourris.

Making your own home remedies puts you in charge of the ingredients that go into your own creations. Perhaps that's why Grandma often had a smile on her face. She never had to wonder if something had been chemically adulterated or contained only what the label said. There's nothing better than freshly picked herbs from your own herb patch or honey from a neighbor's hive. Best of all, you'll be the one in the neighborhood who gives the best gifts from the heart and hearth—your own kitchen.

Have fun—I surely have. I've mixed recipes that didn't quite make the grade, but turned out useful for something else. Some were disasters altogether, but I've left those out of this book! I have a few favorite recipes that I use over and over. You'll find these favorites inside light gray boxes.

I love to try out new recipes and hope you do, too. Here are the best old-time recipes I've collected over the years. I hope they bring you as much joy and practical healing as they have me.

—Carly Wall

Part 1

SIMPLE ILLS

In this part, you'll find remedies for symptom relief from the common cold, flu, coughs, congestion, scrapes, cuts, wounds, burns, skin irritations, and more.

These tonics, teas, rubs, and other remedies contain herbs and other natural ingredients. In general, they're safer than most over-the-counter drugs. Check for allergies and only use them as directed.

You'll find easy relief from insect bites,

poison ivy and poison oak, athlete's foot, ringworm, and fungal infections. Discover traditional treatments for styes, boils, warts, and moles.

Create your own homemade remedies for digestive upsets, like constipation, diarrhea, gastritis, indigestion, and heartburn, as well as ulcers and stomach pain, nausea, and motion sickness.

Tonics will help you feel healthy. You'll find symptom relief from arthritis, gout, and muscle aches, as well as sinus, migraine, or allergy headaches.

COLDS & FLU

Many cold and flu symptoms are similar. Americans typically contract two or three colds a year. Flu season usually begins in the fall, when children return to school.

Cold symptoms include watery eyes, headaches, fever, chills, muscle aches, nose and throat irritations, and temporary loss of smell and taste. A cold attacks the upper respiratory tract and causes sneezing, coughing, and difficulty breathing. The mucus helps rid the body of infection.

Influenza, what we commonly call flu, is an acute viral infection of the respiratory tract. It is highly contagious and easily spread by coughing and sneezing. Symptoms of flu are chills, high fever, sore throat, headache, abdominal pain, hoarseness, cough, and enlarged lymph nodes. Also vomiting, diarrhea, and weak or aching arms, legs, and back are common. Complications like pneumonia, sinus infections, and ear infections can develop.

Stomach flu, or gastroenteritis, on the other hand, can have a variety of causes, like food poisoning, drug sensitivity, allergy, reaction to certain viruses, or overindulgence in alcohol.

Colds

Chicken Soup

Grandma was right. Chicken soup can help clear the lungs, and it promotes perspiration, which can help rid the body of toxins. Eat a hot bowl of this soup, and then wrap yourself under a heavy quilt for a nap. The hot soup soothes irritated throats and eases you to sleep.

Chicken & Herb Soup

4 cups chicken stock
5 garlic cloves, minced
1½ teaspoons dried dill weed
1½ teaspoons dried parsley
1½ teaspoons dried thyme
½ teaspoon cayenne pepper
1 cup noodles (optional)

Heat the chicken stock and garlic to boiling. Add the dill weed, parsley, thyme, and cayenne pepper. Also add 1 cup or more of noodles, if desired. Cook until the noodles are done.

This makes a healthful soup to enjoy anytime, but all ingredients, except for the noodles, contribute to boosting the immune system and getting rid of viruses and other germs.

Thyme Congestion Mist

1 tablespoon dried thyme or eucalyptus
boiling water

Put the dried thyme or eucalyptus in a heat-resistant bowl. Pour boiling water over the herb. Tent a towel over your head and the bowl so that you can breathe in the vapors for 6 to 8 minutes. This mist clears the head and stuffy noses.

Thyme is a good germ killer. Eucalyptus is great for bronchial congestion and excess mucus.

Hyssop & Mullein Tincture for Coughs

dried hyssop
dried mullein
vodka

Combine equal amounts of dried hyssop and mullein in a Mason jar. Cover completely with vodka. Let the herbs steep in a sunny window for 2 weeks. Strain.

For coughs, put 30 drops of this tincture in ½ cup of water and drink.

You can drink up to 3 cups per day. This tincture is helpful for soothing and relaxing the lungs and bronchial tubes. It helps ease persistent coughing fits associated with viral infections.

Lemonade Cold Cure

2 tablespoons lemon juice concentrate
¾ cup water
1 teaspoon dried comfrey leaves

Bring the lemon juice, water, and comfrey leaves to a boil. Remove it from heat, strain, and drink at bedtime. Be sure to go to bed and cover yourself up.

This brew will bring on a sweat. The comfrey is good at breaking up colds and is one of the rare plant sources for vitamin B_{12}.

Honeycomb Cure

Chewing honeycomb keeps the nose open and dry.

Honey Milk for Colds

1 cup milk
1 tablespoon honey

Heat the milk and add the honey. Stir well. Drink the honey milk while it is still warm. This recipe will help you sleep more comfortably when you have a cold.

Lemon Juice & Honey Gargle

2 teaspoons honey
1 teaspoon lemon juice
1 cup warm water

Mix honey, lemon juice, and warm water. Use this gargle at least twice a day. Honey and lemon juice soothe and act as antiseptics and soothe sore throats when gargled.

Onion Cure

4 large onions
honey

Clean the onions, and cut them into chunks. Add to a saucepan and cover with water. Simmer until the onions are softened. Strain out and keep the juice. Add equal amounts of honey to the juice. Mix well. Take several tablespoons at bedtime to help break up colds and coughs.

Flu

Spicy Flu Tea

1 teaspoon powdered cinnamon
1 teaspoon powdered ginger
6 cardamom seeds
2 cups boiling water

Add the cinnamon, ginger, and cardamom seeds to the boiling water. Reduce heat to simmer and let simmer 20 minutes, covered. Drink 2 cups of tea in 1 day.

Cinnamon kills viruses. Ginger relieves nausea and boosts the immune system. Cardamom reduces body aches.

Herbal Intestinal Flu Relief

dried chamomile flowers
dried catnip leaves
dried peppermint leaves
1 cup boiling water
honey (optional)

Use equal amounts chamomile, catnip, and peppermint. Mix well. Put in a Mason jar and seal. Be sure to label.

To use, place a heaping teaspoon in a tea ball in boiling water. Steep for 6 minutes. Strain. Add honey and sip. This tea can be taken every hour until flu symptoms abate.

Chamomile flowers settle an upset stomach. Catnip leaves calm nerves and settle the stomach. Peppermint leaves help relieve nausea and promote digestion.

Feverfew Flu Pain Relief

1 teaspoon dried lavender buds
2 fresh or ⅛ teaspoon dried feverfew leaves
pinch nutmeg
1 cinnamon stick
1 cup boiling water
honey (optional)

Pour boiling water over the lavender buds, feverfew leaves, nutmeg, and cinnamon stick. Let steep 5 minutes. Strain. Add honey to taste. Drink up to 2 cups per day before naps or at bedtime.

This tea will help relieve aches and pains associated with flu.

Coughs

Although coughs help rid the lungs of phlegm and congestion, anyone who has stayed awake all night coughing knows how disturbing a cough can be. Sleep is vital to healing.

If you have a serious, lingering cold, bronchitis, or pneumonia, some coughing fits may even seem so painful and severe as to threaten to break ribs. Of course, you'll want to consult a physician for a cold that doesn't go away in a week or two.

Folk remedies for coughs and colds abound. Here are a few we've collected from the Shakers, American Indians, and others.

Traditional cough syrups and drops often use horehound (*Marrubium vulgare*) flowers or leaves. These horehound recipes help reduce congestion. Horehound also acts as an antiseptic. The Shakers, famous for their horehound cough syrups, also made a hard horehound candy for use as cough drops during long, cold winters.

Horehound Cough Syrup

1 tablespoon horehound
1 cup boiling water
2 tablespoons honey

Add two parts honey to one part of strong horehound tea to make a good cough syrup.

Horehound Cough Drops

horehound leaves and flowers
1 cup boiling water
3¾ cups sugar
1½ cups light corn syrup

Make a strong tea of horehound leaves and flowers. Add 1 cup tea to 3¾ cups sugar and 1½ cups light corn syrup. Mix in a large saucepan, stirring over medium heat until the sugar dissolves.

Next, bring the mixture to a boil, without stirring, until the temperature on a candy thermometer reaches 310° F (154° C) or drops of syrup form hard, brittle threads in cold water. Remove from heat. Pour into ungreased molds or onto a lightly greased cookie sheet.

Cool; then unmold or break the candy into pieces. Pieces can be dusted with powdered sugar to keep them from sticking together. Store them in airtight containers or plastic bags. This recipe makes a little over 2 pounds (about 1 kg) of cough drops.

Irish Cough Syrup

2 cups good Irish whiskey
¼ cup lemon juice
2 teaspoons aniseed
½ cup sugar

Mix the Irish whiskey, lemon juice, aniseed, and sugar. Boil the mixture for 6 minutes. Strain out the seeds and bottle. Take 1 teaspoon as needed.

Pine-Bark Cough Syrup

¼ cup dried red clover blossoms
¼ cup dried coltsfoot leaves
¼ cup dried mullein leaves
¼ cup licorice root pieces
1 cup white-pine bark
1 cup water
2 cups "real" maple syrup

Put the clover blossoms, coltsfoot leaves, mullein leaves, licorice root pieces, and white-pine bark in a pan with the water. Place the pan on low heat for 4 hours. Stir every so often. Do not boil the mixture since the herbs will lose their effectiveness. Strain; simply squeeze out the liquid. Add the liquid to the maple syrup. Mix, bottle, and refrigerate.

To use: take 1 teaspoon of this cough syrup every 2 hours or as needed.

Oswego Tea Cough Remedy

2 teaspoons fresh or 1 teaspoon dried Oswego tea leaves
1 cup boiling water
honey (optional)

Place fresh or dried Oswego tea leaves in boiling water. Cover and steep 5 minutes. Add honey to taste. Sip up to 3 cups per day as needed.

Oswego tea is also known as Indian nettle or *Monarda didyma*. The herb, often used by Native Americans, contains antiseptic properties and helps clear congestion and respiratory infections.

Wild Cherry Cough Syrup

4 tablespoons wild-cherry bark
4 tablespoons dried New Jersey tea leaves and seeds (*Ceanothus americanus*)
4 tablespoons dried mullein
2 cups boiling water
3 pounds (1.35 kg) brown sugar
½ cup lemon juice

Put the wild-cherry bark, New Jersey tea leaves and seeds, and mullein in the boiling water. Turn down the heat, cover, and simmer for 20 minutes. Strain. Add the brown sugar and lemon juice. Bring to boil again and boil until the mixture becomes a thick syrup. Bottle. Take 1 tablespoon as needed.

Mom's Favorite Cherry Cough Syrup

2 cups (1 pint) cherries
½ lemon, sliced
water
2 cups honey

Place cherries and lemon in a pan and just cover with water. Bring to a boil. Add the honey. Simmer until the cherries are soft. Strain and bottle.

Keep this cough syrup in the refrigerator and give 2 tablespoons as needed for coughs.

Garlic Elixir for Coughs

4 cloves garlic
2 pieces ginger root
1 cup water
1 cup honey

Pour the water into a pan and add the garlic and ginger root. Boil for 20 minutes. Remove from heat. Strain. Add honey and mix well.

Take 1 tablespoon for coughs and sore throats.

Chest Rubs

Peppermint & Rosemary Chest Rub

3 tablespoons strong, double-strength peppermint tea
1 tablespoon strong, double-strength rosemary tea
4 tablespoons dark molasses
2 tablespoons olive oil

Use 2 tea bags and ½ cup boiling water to make strong peppermint tea. Steep for 10 minutes. Do the same for the strong rosemary tea. Combine the molasses, olive oil, peppermint tea, and rosemary tea and mix well.

Take 1 teaspoonful before each meal. This old-time remedy for deep chest colds has been praised as a sure cure.

Camphor & Eucalyptus Chest Rub

1 fluid ounce olive oil
½ teaspoon grated beeswax
30 drops eucalyptus essential oil
40 drops camphor essential oil
15 drops peppermint essential oil

Warm olive oil, add grated beeswax, and gently warm until melted. Remove from heat, and then stir in the eucalyptus, camphor, and peppermint essential oils. Pour into a container.

When you have a cold, this ointment, rubbed on the chest, will help ease breathing and reduce congestion.

Fevers

Lemon Fever-Reducing Tea

1 whole lemon
1 teaspoon dried comfrey
1 teaspoon dried thyme
1 cup boiling water

Chop the lemon into small pieces. Add the comfrey, thyme, and lemon to a saucepan with boiling water. Simmer 5 minutes. Strain and drink while hot—just not hot enough to burn your tongue.

Room Spray

Spicy Antiviral Room & Air Scent

1 teaspoon whole cloves
1 teaspoon cinnamon
1 teaspoon lemon peel
½ cup apple-cider vinegar
½ cup water

Put the whole cloves, cinnamon, lemon peel, apple-cider vinegar, and water in a pan and simmer on the stove or in a potpourri burner. Be careful that the liquid doesn't simmer away and burn the pan.

Whenever colds or flu strike a household, germs abound. This recipe will cleanse the air and make everything more antiseptic. To disinfect surfaces, strain and let the mixture cool. Simply dip a clean rag into the solution and wring it out. Then wipe down sinks, telephones, toilets, and more.

WOUNDS & CUTS

Here are some recipes for wounds and cuts that help soothe and heal broken skin. Many have natural antiseptic properties. Consult a physician for large wounds.

These recipes are not intended for use on burns, since many contain oils. Always avoid oils and butters when treating burns. Please see the section on Burns on pp. 52–59.

Balm of Gilead Bud Tincture

½ cup balm of Gilead buds
whiskey

Bruise or nick the balm of Gilead buds with a knife. In a pint (2-cup or about 500-ml) jar, put the balm of Gilead buds and add whiskey to cover. Seal the jar and shake it every day for a week. After a week, the tincture will be ready to use.

Apply the balm with a cotton ball to cuts, wounds, or scrapes. Balm of Gilead buds are healing and help ease pain.

Sweet Woodruff & Chamomile Tincture

dried sweet woodruff
dried chamomile blooms
sunflower oil or olive oil

Fill a pint (2-cup or about 500-ml) jar half with dried sweet woodruff and half with dried chamomile blooms. Cover these with a good-quality sunflower oil or olive oil. Let steep in a sunny window for 2 weeks; shake every day. Strain. Apply to wounds with a cotton ball or clean cloth.

Sweet woodruff has a long history as a wound healer. Chamomile acts as an anti-inflammatory that's helpful for shingles, as well as for infections and wounds. You cannot miss having this on hand.

Mallow Wound Wash

¾ cup chopped mallow root
½ cup mallow leaves
4 cups boiling water

Add the mallow root and leaves to the boiling water. Let steep until cool. Strain. Use this as a cleansing wash for inflamed wounds.

Plantain Poultice

½ cup fresh plantain leaves
½ cup water
honey

Bring water to boil and add plantain leaves. Reduce heat to simmer for 10 minutes. Strain. Add equal amounts of honey to the mixture. Smear this poultice on the inflamed wound and bandage it overnight.

Just Honey

honey

Honey, used alone, is naturally healing. It helps cleanse wounds of bacteria and helps prevent scarring. Physicians once smeared honey on wounds, covering lightly with a bandage. The dressing was changed daily and more honey added.

Honey Salve

2 teaspoons cod-liver oil
2 teaspoons honey

Mix the cod-liver oil and honey thoroughly and apply the salve to the affected area. Cover lightly with a bandage. Apply more salve with a fresh bandage daily until the wound heals. This honey salve is especially healing for minor cuts.

Minor Skin Wound Balm

⅓ cup dried calendula blossoms
⅓ cup dried comfrey leaves
⅓ cup dried thyme
1 cup olive oil
2 tablespoons vitamin E oil
4 tablespoons melted beeswax

Mix the calendula blossoms, comfrey leaves, and thyme well. Pack the dried material into a jar and cover it with olive oil. Add vitamin E oil as a preservative. Place the jar in sunny window for 2 weeks. Strain. Melt the beeswax, remove it from heat, and stir in the strained oil. Mix well. Pour the skin balm into decorative jars with lids. This recipe makes about 1 cup or 8 fluid ounces (240 ml).

Keep this wound balm on hand for emergencies. Apply it to minor skin scrapes, wounds, or irritations. Calendula acts as an anti-inflammatory, and thyme acts as an antiseptic. Comfrey promotes cell renewal and speeds healing.

Goldenseal Wash

- 1 heaping teaspoon powdered goldenseal
- 1 heaping teaspoon powdered myrrh
- 2 cups boiling water

Steep the goldenseal and myrrh in the water for 15 minutes. Wash the wound with this water when it is cool to the touch.

This wash cleanses and heals wounds.

Goldenseal Liniment

2 tablespoons powdered goldenseal
¼ cup (2 ounces or 58 g) powdered myrrh
4 cups rubbing alcohol

Mix the goldenseal, myrrh, and alcohol. Allow the mixture to steep for 1 week, shaking it every day. Strain. Apply the liniment with a clean cloth or cotton ball three to four times a day. This herbal liniment relieves soreness and pain and helps heal.

Geranium Cuts & Abrasions Remedy

geranium leaves

For small cuts or wounds, pick some leaves of the common geranium plant. Bruise them and rub them over the wound; it should heal in no time.

Wound-Healing Green Potion

¼ cup dried or ½ cup fresh comfrey leaves
¼ cup dried or ½ cup fresh yarrow leaves
¾ cup peanut oil
1 tablespoon melted beeswax

In a saucepan, cover the comfrey leaves and yarrow leaves with peanut oil and heat gently, just to warm, for 30 minutes. Strain. Beat in the melted beeswax. Pour into short containers with lids. Rub the cream on clean wounds, scratches, or cuts.

Keep the cream refrigerated. The peanut oil will harden to a thick cream when kept cold. It should stay fresh up to a year.

Calendula Relief Cream

1 cup olive oil
¾ cup calendula flower petals
4 teaspoons grated beeswax

Warm the olive oil in a saucepan. Add the calendula flower petals and let steep for 30 minutes. Strain. For every cup of olive oil, add the grated beeswax. Heat until the beeswax melts. Mix completely and pour into little jars. Seal tight and keep refrigerated.

Spread on affected areas as needed. This cream will help soothe burns and reduce inflammation.

Healing Lavender Cream

2 cups powdered lavender buds
¾ cup melted vegetable shortening
1 tablespoon melted beeswax
1 teaspoon vitamin E oil

Powder the dried lavender buds in a blender or food processor. Place the shortening in saucepan and heat until melted. Add powdered lavender. Let steep on low heat for 30 minutes. Strain. Add beeswax to the shortening and allow it to melt over low heat. Mix well. To lengthen shelf life, add the vitamin E oil. Pour into small jars.

This cream can help heal wounds and inflammations as well as help prevent infections. It is good for scrapes and cuts, especially for children. This is a wonderfully mild, yet healing, ointment.

BURNS

Please Note: These burn remedies are for minor, first-degree burns. Second- and third-degree burns require immediate medical attention. Generally, it's best to avoid using butters and oils on burns. Also, avoid heat.

Whenever you get a burn, dunk it as quickly as possible in cold water. You want to cool the burn down as soon as you can to minimize damage to skin. Immediately reach for aloe vera or ice to soothe skin and cool the burn. Aloe vera also has healing properties.

Aloe Vera & Honey Sunburn Relief

¼ cup dried calendula flowers
¼ cup dried lavender buds
¼ cup dried peppermint
¼ cup aloe-vera juice
¼ cup honey
2 cups water

Place water in a saucepan and bring to a boil. Turn down the heat. Add the calendula flowers, lavender buds, and peppermint, gently heating on low for 10 minutes. Strain. Add the aloe-vera juice and honey and mix well.

Pour the mixture into a spray bottle, and spray the affected area freely several times a day. This spray helps relieve the heating and cooling effects of sunburn.

Vinegar Sunburn Relief

apple-cider vinegar

Apple-cider vinegar is very soothing and healing. Soak a clean cloth in vinegar and apply it to the sunburned area. The vinegar will soon take away the pain. Use when needed.

Yarrow & Potato Sunburn Relief

3 large potatoes
water
handful white yarrow flowers and leaves

Slice the potatoes and cover them with water. Add the handful of white yarrow blooms and leaves. Boil 5 minutes. Cool. Strain. Soak a cloth in the liquid, squeeze out a little, and apply as a loose bandage on the sunburn. This helps reduce pain.

Honey Sunburn Lotion

½ cup olive oil
2 tablespoons honey
½ cup apple-cider vinegar

Warm the olive oil gently and blend in the honey and vinegar. Let cool. Apply liberally as needed. Keep on hand in the summer.

Sunburn Lavender Spritz

¼ cup olive oil
¼ cup dried lavender buds
2 tablespoons vitamin E oil

Gently warm the olive oil and add the lavender buds. Let warm gently for 15 minutes. Strain. Cool and add the vitamin E oil. Place in a small spray bottle and keep on hand to spritz sunburn. This healing spritz prevents scars, and lavender will dull the pain.

For Minor Burns

Avoid using oils on burns. Here are a few simple remedies.

Honey: Apply honey as soon as possible after a minor burn. Honey speeds healing and takes away pain.

Aloe Vera: Another easy and quick remedy involves the aloe-vera plant. I keep a plant growing on my kitchen windowsill. That way, when someone gets a minor kitchen burn, I can break off a leaf quickly and apply the soothing gel right to the affected area. Just squeeze out the juice and smooth it on. In seconds, the stinging pain is gone.

The plant is easy to grow; it doesn't need much water or attention.

Wild & Woolly Burn Remedy

handful fresh chickweed (*Stellaria media*)
handful fresh comfrey (*Symphytum officinale*)
ice water

Place clean, rinsed chickweed and comfrey in a blender. Add a little ice water and grind to form a green paste. Apply to burns. This burn remedy is antiseptic and healing to the skin.

Chamomile Bags for Burns

1 to 8 chamomile tea bags
1 cup boiling water
ice water

Dunk a chamomile tea bag in boiling water. Squeeze out slightly and dunk the tea bag in ice water. Apply the cool bags to affected areas. The soothing chamomile helps ease pain.

Chamomile Bath: Place 5 to 8 tea bags in 1 cup boiling water. Steep for 5 minutes. Squeeze the bags out. Add this liquid to a cool bath.

Lavender & Chamomile Burn Wash

½ cup lavender flower buds
½ cup chamomile flowers
2 cups boiling water

Pour the boiling water over the lavender flower buds and chamomile flowers. Let the mixture steep for 5 to 8 minutes or until cool. Add ice. Dip a cloth into the cool mixture, wring it out slightly, and lay the cloth over the burned area. Keep the cloth in place until the cloth feels warm. Repeat and keep repeating until the pain subsides.

Calendula Flower Poultice

dry calendula flowers
water

Dry calendula flowers in quantity to keep them on hand. In a blender, powder the petals and store them in a closed jar. Label the jar so that you'll know what it is. When needed, take a small amount of the powder and add water to form a paste. Apply this to burns; then cover the burn with a loose cotton-gauze bandage.

Slippery-Elm Paste

3 tablespoons powdered slippery elm bark
hot water

For this traditional remedy, use powdered slippery-elm bark and add enough hot water to form a paste. When this cools, apply the paste to the burned area.

INSECT BITES

See also household and personal Insect Repellants on pp. 390–406.

Insect Repellant & Bite Relief

¼ cup olive oil
5 drops cedarwood essential oil
5 drops camphor tincture
2 drops citronella essential oil

Mix the olive oil, cedarwood essential oil, camphor tincture, and citronella essential oil well. Rub on the skin to prevent mosquito bites and bites from other insects. Also, apply to bites to take out the sting and soreness.

This was adapted from an old Amish recipe.

Lavender Sting & Bite Remedy

lavender essential oil

For bee or wasp stings, make sure the stinger is removed. Apply lavender essential oil full strength. Wait a few minutes and apply again.

Lavender essential oil can also prevent infections from bites. Use it for a variety of bites and stings. It is an all-purpose healer, and it is the only essential oil, besides tea tree, that you can apply full-strength to the skin without dilution. (For sensitive skin, however, tea tree may need to be diluted.)

Lavender will help relieve hornet, wasp, or bee stings as well as spider, chigger, mosquito, or fly bites.

Chamomile Bag for Bites

1 chamomile tea bag
½ cup boiling water
ice water

Insect bites and stings cause itching and swelling. Chamomile soothes and helps reduce the inflammation. Dip a chamomile tea bag into boiling water. Squeeze out and dunk into ice water. Squeeze out excess water and apply the tea bag to the bite.

Wasp-Sting Relief

Apple-cider vinegar is good for this. Soak a cotton ball in apple-cider vinegar and apply to the sting as often as needed. It should take away the pain.

Healing Paste

baking soda
water or vinegar

For a painful bite, take a pinch of baking soda and place it in your palm. Now add a few drops of water to form a paste. Apply this paste to the insect bite, and it should stop the itching and pain.

Or use equal parts of baking soda and vinegar to make a paste.

Onion Poultice

fresh onion

A freshly cut onion draws out the "poison" if applied to a bee sting or other insect bite.

Basil Bee-Sting Remedy

crushed basil stem and leaves

Basil is the best herb available to relieve any stings you may get. Always have some growing in your garden. That way, when you get an insect sting in the summer, you'll have fresh leaves to grab when you need them.

Break off pieces of the stem and leaves and crush them to release the juice. Apply this basil-juice poultice to the sting. In minutes, the pain and swelling will be gone.

Herbal Bee-Sting Poultice

echinacea, fennel, hyssop, or marjoram stem and leaves

The herbs echinacea, fennel, hyssop, and marjoram can be used for bee stings. Break off pieces of the stem and leaves and crush them to release the juice. Apply an herb-juice poultice to the sting.

While these herbs work, basil seems to be the most effective bee-sting remedy.

Sting Tenderizer

meat tenderizer
water

Many people swear by using meat tenderizer on stings or bites. Just make a paste with a little water and apply it to the skin.

SKIN IRRITATIONS

These remedies are all intended for topical (external) use on the skin to soothe irritations and help heal.

To powder herbs, you can use a mortar and pestle, food processor, or blender. Of course, it would be best to reservc a small food processor or blender for the purpose. You want to avoid using it for food. Not all herbs and oils are edible.

Use cold-pressed, cold-processed oils. Castor beans are poisonous but the oil, if properly prepared, reportedly is not.

Poison Ivy & Poison Oak

If you've accidentally rubbed against poison ivy or poison oak, immediately wash off the area with a strong hand soap, like the kind used in many public-park buildings. This may prevent you from getting a rash.

Jewelweed Poison-Ivy & Oak Remedy

2 cups jewelweed stems and leaves
4 cups water

Add the jewelweed stems and leaves to the water. Bring to a boil. Remove from heat, cover, and let steep for 10 minutes. Strain. When cool, apply this tea to the poison-ivy or poison-oak rash and other affected areas.

This is the best "cure" for poison ivy or poison oak. Jewelweed often grows near the offending poison-ivy and poison-oak vines.

Sassafras-Root Bath

sassafras roots
water

Sassafras roots can ease suffering from a poison-ivy rash. Use clean roots, added to a small pot of water, to make a strong tea. Bring the water and roots to a boil and reduce the heat to simmer. Cover and simmer for 30 minutes. Strain. Add the strong tea to your bathwater. Soak in the bath for 20 minutes.

Valerian Root Tincture

¼ cup valerian root
2 cups vodka

Steep the valerian root in the vodka for 2 weeks. Strain and bottle. This tincture will keep indefinitely. Use cotton balls to apply to affected areas.

Boils

A boil is an inflammation and swelling that results from infection in a skin gland that forms a hard core and pus. Anyone who has had a boil knows how irritating and unsightly it can be. Here are some useful remedies for getting rid of them.

Linseed Paste

raw linseed oil
honey
flour

Use equal parts of raw linseed oil and honey. Add enough flour to make a paste. Apply to the boil several times a day.

Pork-Rind Poultice

pork rind or bacon fat

Apply a piece of pork rind or bacon fat to the boil and cover it with a bandage overnight. This helps draw the infection out. This traditional remedy is very effective.

Hot Tea-Tree Compress

1 cup hot water
¼ cup salt
¼ cup Epsom salts
3 to 6 drops tea-tree essential oil

Use a hot compress to draw out boils. Soak a cloth in hot water in which the table salt and Epsom salts have been dissolved. Add a few drops of tea-tree essential oil. Apply the warm compress to the boil three times a day.

Styes

Black-Tea Stye Remedy

black tea bag
water

Moisten a black tea bag and apply as a compress over the eye. Let the compress stay on for 15 to 20 minutes. Do this twice a day until you feel relief.

Warts & Moles

Raw Turnip or Potato: Rub a raw turnip or potato over the area once or twice a day until you achieve desired results.
Tea-Tree Essential Oil: Apply a drop of tea-tree essential oil to the wart daily.

Wart & Mole Removal

cold-pressed, cold-processed castor oil
baking soda

The best method for removing warts or moles is to rub castor oil into the area every day until it disappears. Use only cold-pressed, cold-processed castor oil.

Or make a paste with castor oil and baking soda. Apply the paste to the wart and cover it with a bandage. Apply fresh for 3 days or longer or until the mole or wart comes off.

This preparation works, but it must be used cautiously. Use castor oil topically (externally) for the wart or mole you want to remove. Do not heat or warm castor oil.

Eczema

Eczema can range from a little redness to a rash to raw, oozing, infected skin. Allergy, whether topical or internal (from foods eaten, for instance), faulty nutrition, or a weakened immune system are often the culprits. However, check with a physician if the eczema persists, since there may be another, perhaps more serious, cause or disease of which this is merely a symptom.

Eczema Remedy

handful sheep sorrel leaves or strawberry leaves
2 cups boiling water

Put a handful of sheep sorrel leaves or strawberry leaves into boiling water. Remove from heat and let steep for 15 minutes. Strain and apply the wash to areas affected with eczema.

Lemon & Peanut Oil Skin Treatment

¼ cup peanut oil
48 drops lemon essential oil

A good eczema remedy combines peanut oil and lemon essential oil. To the peanut oil, add the lemon essential oil. Mix well. Apply to the affected area(s) before bed.

The peanut oil dilutes the essential oil while helping the skin absorb it. Oils also aid the skin's retention of moisture, making the area feel less "raw."

Caution: Avoid sunlight to the area when using this oil.

Rashes & Chapped Skin

Chamomile for Diaper Rash

2 chamomile tea bags
1 cup boiling water

Add the chamomile tea bags to the boiling water. Steep until the water is just warm to the touch. Remove the tea bags. Apply to baby's bottom with a cotton ball.

Herbal Powder for Heat & Diaper Rash

2 tablespoons cornstarch
2 tablespoons powdered lavender buds
2 tablespoons powdered chamomile blossoms

To the cornstarch, add the powdered lavender buds and powdered chamomile blossoms. Blend well. Powder this lavender-chamomile blend on skin with heat or diaper rash.

Watermelon Prickly-Heat Remedy

watermelon rind

For prickly-heat rash, rub a watermelon rind over the rash and let it dry.

Rose Skin Lotion

1 cup rose petals
1 cup peanut oil
½ cup olive oil

Add the rose petals to the peanut oil. Let steep in a sunny window for 2 weeks. Strain. Mix the olive oil into the steeped rose solution, and place it in a squeeze bottle.

Add 1 tablespoon or more to bathwater. This lotion soothes and moisturizes rough or chapped skin.

Chapped Lips & Skin Treatment

½ cup sesame oil
¼ cup calendula petals
¼ cup St.-John's-wort leaves

To the sesame oil, add calendula petals and St.-John's-wort leaves. Gently warm the oil and add the herbs. Remove from heat and cover. Let steep for 30 minutes and strain out the herbs. Bottle. Apply with fingertips to chapped lips and skin.

Avoid exposure to sunlight when using St.-John's wort since it is phototoxic.

Bay Rum Lotion

bay rum
glycerin

Mix equal amounts of bay rum and glycerin. Use as a lotion for rough skin.

Athlete's Foot

Garlic for Athlete's Foot

garlic clove

Split a clove of garlic. Rub it on the feet, especially over and between the toes. Apply twice a day. Try to let the feet stay bare and dry several hours per day. For the rest of the day, it's best to wear shoes that "breathe" or have open work, like sandals.

Thyme Wash for Athlete's Foot

½ cup dried or 1 cup fresh thyme
4 cups boiling water or apple-cider vinegar

To the boiling water, add fresh or dried thyme. Cover and let steep for 10 minutes. Pour into a small tub and soak the feet for 30 minutes. Dry without rinsing.

You can also steep thyme in apple-cider vinegar. Soak cotton balls in this tincture and rub over the foot and affected areas to kill the fungus.

Ringworm

Ringworm Relief Bath

½ cup lavender buds
½ cup peppermint
½ cup rosemary
1 cup Epsom salts (optional)

Make a bath bag of herbs to soak in the tub, using lavender buds, peppermint, and rosemary. Tie these up in a washcloth. You can use the bath bag up to three times before making a new one. Soak up to 20 minutes; dry completely. Peppermint and rosemary have antibacterial properties. Add Epsom salts, to bathwater, as desired.

Epsom-Salts Bath

1 cup Epsom salts

Bathe daily for 2 weeks in an Epsom-salts bath, using 1 cup to bathwater.

Ringworm Paste

peppermint leaves or tea-tree essential oil
1 to 2 drops water, as necessary

Crush peppermint leaves into a paste. Add 1 or 2 drops of water if necessary. Apply the paste to the fungal infection, rubbing into the area twice a day for 2 weeks or until the ringworm disappears.

Apply tea-tree essential oil to the area the same way.

Impetigo & Fungal Infections

Impetigo Remedy

freshly hulled black walnuts and water

Boil the black walnuts in a little water. Make a compress and apply to the affected area.

Wash for Impetigo & Fungal Infections

¼ cup rosemary
¼ cup sage
1 teaspoon lemon juice
½ cup boiling water
½ cup honey

Add the rosemary and sage to the boiling water. Let steep for 15 minutes. Strain. Add lemon juice and stir in the honey. Apply to the affected areas twice a day.

DIGESTIVE UPSETS

Constipation

Here are teas, a juice, and other natural regulators that will help relieve constipation.

Flaxseed Tea

1 heaping teaspoon psyllium seed or flaxseed
1 cup boiling water

Make a tea by adding the psyllium seed or flaxseed to boiling water. Let steep for 10 minutes.

Prune Juice Remedy

⅔ cup prune juice

Drink a glass of prune juice before bed to help relieve constipation.

Senna-Leaf Tea

3 senna leaves
1 cup boiling water

Use senna leaves in boiling water to make a tea. Steep for 10 minutes. For sluggish bowels, the Amish favor senna-leaf tea.

Good Morning Regulator

1 teaspoon lemon juice
1 teaspoon olive oil
1 teaspoon honey
1 glass warm water

To keep you regular, every morning drink lemon juice, olive oil, and honey in a glass of warm water. Mix well.

Diarrhea

Blackberry juice, honey, and mullein help keep diarrhea in check.

Blackberry Juice

⅔ cup blackberry juice

Blackberry juice is wonderful for stopping diarrhea. Drink a glass of blackberry juice every 3 hours until you feel relief.

Honey Infusion

1 cup honey
1 teaspoon nutmeg
1 teaspoon allspice

Warm the honey and mix in the spices. Add 1 teaspoon or so of this to warm milk or tea. Drink every two hours until the diarrhea is reduced.

Mullein Diarrhea Relief

1 teaspoon mullein leaves and flowers
1 cup boiling water
honey (optional)

Make a tea of mullein leaves and flowers. Add 1 teaspoon to 1 cup boiling water. Strain and add honey to taste. Or add the honey infusion. (See above.)

Gastritis, Indigestion & Heartburn

Angelica Gas Relief

angelica leaves, stems, and flowers
vodka
water or tea

Angelica, which has a licorice flavor, is helpful for gastritis or excess gas. Use the leaves, stems, and flowers. Place the herb in a Mason jar. Cover with vodka. Let steep for 2 weeks. Strain. Add a dropper of the tincture to your herb tea or just add to water and drink.

Herbal Substitutions: For the angelica, you can substitute basil, dill, or lovage. All these herbs are good digestives and help reduce flatulence.

Catnip & Peppermint Tea

dried peppermint
dried catnip
1 cup boiling water
honey (optional)

Mix equal amounts of dried peppermint and catnip. Use 1 teaspoon of this dried mixture in 1 cup boiling water. Strain and add honey to taste. Sip slowly when you have an upset stomach or indigestion.

Dill Flatulence & Colic Relief

4 medium potatoes
water
handful dill leaves and seeds

Peel the potatoes and cut them in chunks. Cover with water and a handful of dill leaves and seeds. Boil until soft. Set aside the potatoes and keep the water. Strain. Keep refrigerated.

For adults, give several tablespoons at a time. For babies, add 2 teaspoons to a bottle of formula. This remedy should keep for at least a week.

Chamomile Tummy Tincture

chamomile flowers
vodka

Place chamomile flowers in a jar and cover with vodka. Let steep in a sunny window for 2 weeks. Strain. Add more chamomile flowers and steep again for 2 weeks. Strain and bottle. Add a dropper of the tincture to tea or juices for upset stomach. This tincture will keep indefinitely.

Celery-Juice Tea Heartburn Relief

celery stalks
boiling water

Celery juice tea helps relieve heartburn. Merely add some celery stalks to boiling water and let simmer until soft. Strain and sip the juice.

Lemonade Heartburn Relief

fresh lemons
honey or sugar
water

Drinking lemonade has been found to be helpful for heartburn. Use fresh lemons. Squeeze them and add sugar or honey with water.

Oddly enough, lemon is great for acidic disorders like arthritis and liver congestion. It is also a carminative. Honey and lemon is, of course, the standard treatment for a sore throat.

Ulcers & Stomach Pain

Stomach Pain Remedy

1 tablespoon marsh mallow
1 tablespoon slippery-elm bark
1 tablespoon lobelia
1 tablespoon ginger root
2 cups water
1 tablespoon honey

Use equal amounts of marsh mallow, slippery-elm bark, lobelia, and ginger root. Place the herbs in a pan and cover them with water. Bring to a boil, reduce heat, cover, and simmer for 20 minutes. Strain. Add honey to the tea and mix well. Bottle, label, and refrigerate. This remedy will keep for about 6 months.

Take several teaspoons every 2 to 3 hours until stomach pains disappear.

Licorice Ulcer Relief

dried licorice root
olive oil
1 tablespoon cod-liver oil

Make an infused oil of licorice root by placing the broken pieces of dried root in a jar and covering them with olive oil. Add 1 tablespoon cod-liver oil. Steep for 2 weeks.

This concoction is very strong and numbing or relaxing when you feel pain. Take 1 teaspoon as needed every several hours. Do not exceed 4 teaspoons per day. This is also good for menstrual cramps.

Licorice has been traditionally used for treating ulcers. It has antibacterial and mild antiviral effects; perhaps this is why it has worked so well.

Ulcer Tea

licorice root powder
slippery-elm root powder
sage
1 cup boiling water
honey (optional)

Mix equal parts of licorice root powder, slippery-elm root powder, and sage. Store the herbal mixture in a sealed jar and label.

To use, add 1 teaspoon of the herbal mixture to boiling water. Steep for 15 minutes and strain. Add honey to taste.

Nausea & Motion Sickness

Peppermint Sniff

peppermint extract or essential oil

Put several drops of peppermint extract or essential oil onto a cotton ball to sniff to get rid of nausea or motion sickness. You can put this into a plastic bag and easily carry it with you.

Spicy Stomach Plaster

1 tablespoon ginger
1 tablespoon cloves
1 tablespoon cinnamon
1 tablespoon black pepper
1 tablespoon cayenne pepper
blackstrap molasses

Mix the ginger, cloves, cinnamon, black pepper, and cayenne pepper. Add enough blackstrap molasses to make it the consistency of a stiff paste. Apply this to the stomach externally as a plaster.

Peppermint Tea

1 tablespoon peppermint
boiling water
pinch ginger (optional)

Peppermint tea is wonderful for that sick feeling. You can also add a pinch of ginger to any this or any type of tea to help reduce nausea.

Or drink ginger ale; just make sure it contains real ginger.

TONICS

A tonic is an herbal drink used to boost the immune system and to give the body energy, vitality, and much-needed vitamins and minerals. Here are a few recipes you may want to try once a year. Drink the tonic up to three times a day for 1 week.

People used these tonics around springtime—when the rest of nature was renewing itself.

Blackberry Cordial

2 cups whole blackberries
¼ cup water
1½ cups sugar
⅛ teaspoon each nutmeg
⅛ teaspoon cinnamon
⅛ teaspoon ground cloves
3 cups brandy

Put blackberries in a pan with the water. Bring to boil, stirring constantly. Boil for 5 minutes. Strain out the seeds. Return the juice to the stove and add the sugar and spices. Bring to boil for another 5 minutes. Remove from heat and let cool to room temperature. Add the brandy. Seal in jars. Store in a dark cupboard. The cordial will be ready to use in 2 weeks.

Sip after dinner in a small cordial glass.

This tonic is good for getting the digestive juices flowing properly. Try it whenever you feel sluggish or bloated.

Rose-Hip Vitamin-C Booster

2 cups fresh rose hips
1½ cups water
juice of 1 lemon
3 cups sugar

Remove pips and finely chop or grind the rose hips. (Make sure you gather them from pesticide-free plants.) Set the rose hips aside. Pour the water into a pan and add the sugar and lemon juice. Bring the mixture to a boil and boil 5 minutes or until the sugar is dissolved.

Add the rose hips to the cooled sugar mixture. Mix completely. Pour the rose hip and sugar mixture into ice cube trays and freeze into cubes. To use, add a cube to juice, tea, or any cool drink.

This tonic will boost your immune system with vitamin C, an antioxidant.

Tonic Bitters

½ cup prickly-ash bark
½ cup poplar-root bark
2 tablespoons cinnamon sticks
1 tablespoon whole cloves
4 cups (1 quart or 1 liter) whiskey
4 cups (1 quart or 1 liter) apple cider

Smash barks and spices with a hammer. Put the prickly-ash bark, poplar-root bark, cinnamon sticks, whole cloves, whiskey, and apple cider in a jug. Let steep for 10 days. Strain and filter. Drink a wineglass of tonic after the evening meal.

This is a good all-around tonic. We've rounded off metric equivalents.

Violet Problem-Skin Tonic

2 tablespoons dried Oregon grape root
2 tablespoons licorice root
¼ cup fresh wild violet leaves and flowers
4 cups boiling water

Add the dried Oregon grape root and licorice root to boiling water. Let simmer for 20 minutes. Then add the wild violet and cover again. Let simmer on low for 10 more minutes. Strain, cool, bottle, and refrigerate.

Take 3 tablespoons per day for problem skin. Use the same dosage for congestion, sluggishness, arthritis, constipation, or insomnia. The tonic acts as a blood cleanser and a laxative.

Herbal Antiviral Tonic

½ gallon (1.9 liters) white wine
4 tablespoons sage leaves
4 tablespoons lavender buds
4 tablespoons thyme
4 tablespoons peppermint
4 tablespoons cloves
4 tablespoons garlic

Warm the white wine gently. Remove from heat and add the sage, lavender buds, thyme, peppermint, cloves, and garlic. Cover and steep for 30 minutes. Strain. Drink ½ cup two to three times a day.

This tonic cleanses and renews, getting rid of almost any type of infection while strengthening the immune system.

Rosemary & Ginseng "Cure-All" Tonic

½ gallon (1.9 liters) boiling water
⅛ cup powdered goldenseal root
¼ cup dried rosemary
¼ cup powdered ginseng root

Add the goldenseal root, rosemary, and ginseng root to boiling water. Reduce heat to simmer. Cover and let simmer for 30 minutes. Strain. Drink ½ cup twice a day.

This tonic benefits the body through the use of goldenseal. This herb was used in many patent medicines after the Civil War. It's also good for bacterial and fungal infections. Goldenseal also stimulates the liver function. Take it a half hour before meals.

Ginseng Tonic

½ cup chopped ginseng root
4 cups boiling water

Bring water to boiling. Reduce the heat, add the herb to the water, and cover. Simmer for 30 minutes. Strain, bottle. Drink ½ cup twice a day.

The Shakers were fond of the herb ginseng and used it in many of their tonics. Ginseng helps return body functions to normal. Be sure to use a good-quality ginseng root, whether fresh or dried.

Stinging Nettle Tonic

1 cup fresh stinging nettle
1 quart water
honey (optional)

When you pick fresh stinging nettle, be sure to use gloves. Bring the stinging nettle and water to a boil. Strain. Add honey to taste. Drink up to 3 cups of this tonic tea per day.

This tonic was well loved and passed down through the generations in Amish communities. Stinging nettle is high in necessary vitamins and nutrients.

Dandelion Spring Tonic

4 cups (1 quart or 0.9 liter) good wine
4 cups dandelion flowers with green parts removed
1 tablespoon powdered dandelion root
1 cup honey
1 teaspoon cloves

Gently warm the wine. Add the dandelion flowers, with all green parts removed; then add the dandelion root, honey, and cloves. Let the mixture steep in a closed container for a week. Strain. Bottle and label. To use, take 1 tablespoon before meals.

This dandelion spring tonic is a great pick-me-up or energizer. It can also be helpful for weight loss.

Sarsaparilla Tonic

¼ cup sarsaparilla
¼ cup spikenard root
¼ cup black birch bark
¼ cup yellow dock root
¼ cup spruce needles
2 cups boiling water (to cover herbs)
honey

Add the sarsaparilla, spikenard root, black birch bark, yellow dock root, and spruce needles to the boiling water. Maintain a hard boil for 20 minutes. Strain. Drink ½ cup, with honey added, twice a day.

Sarsaparilla tonic is very healing and good for digestion. It acts as a strong diuretic that helps dispel wastes and toxins. This tonic also promotes sweating.

Stomach Tonic

- 2 tablespoons dried snakeroot bark
- 2 tablespoons dried valerian root
- 2 tablespoons dried lavender buds
- 2 cups vodka

Put the snakeroot bark, valerian root, lavender buds, and the vodka in a Mason jar. Let steep in a sunny window for 2 weeks. Strain.

To calm a jittery, nervous stomach and aid digestion, take this tonic. It is also helpful for relaxation and sleep and for headache relief. Take 1 teaspoon before bedtime.

ARTHRITIS, GOUT & MUSCLE ACHES

Many believe that arthritis can be caused by allergens, such as those found in plants in the nightshade family, Solanaceae—tomatoes, white potatoes, eggplant, zucchini, and peppers. In these cases, it's merely a matter of avoiding suspected allergens and toxins or not eating specified foods. One can relieve arthritis and gout with a few remedies that help allay the pain while detoxifying the system.

Others have proposed that arthritis is caused by mineral imbalances in the diet and, therefore, in the body. Also, some have found relief from arthritislike symptoms from eating foods rich in antioxidants or taking antioxidant supplements.

Muscle aches usually come from overexertion. Pain relievers and rest are usually all that you need in most cases. A diet rich in fruits and vegetables as well as necessary minerals helps prevent muscle cramps.

Toxin Flushes

Fresh Carrot Juice Toxin Flush: Fast for 3 days, drinking nothing but pure water and up to 3 glasses of fresh carrot juice a day.

Grape Juice Toxin Flush: Drink 3 glasses a day of pure Concord grape juice (no sugar added) instead of the carrot juice. Complete this fasting regimen in 3 days.

Aloe-Vera Toxin Flush: Drink just 3 fluid ounces (3/8 cup) of aloe-vera juice with 1 teaspoon of olive oil in it once a day during a three-day fast.

Green-Tea Salad Dressing

2 teaspoons diced garlic
3 tablespoons olive oil
5 tablespoons clover honey
¼ cup green tea
1 tablespoon apple-cider vinegar
½ teaspoon cayenne pepper (optional)

Sauté the garlic in the oil and set aside. Mix the clover honey, green tea, apple-cider vinegar, and cayenne pepper. Simmer the honey mixture for 5 minutes and strain. Add the garlic oil mixture and blend. Pour the salad dressing into a sealed container and refrigerate. Shake to mix. Use 1 to 2 tablespoons on your salad per day.

This traditional salad dressing for relief of arthritis pain can be used every day. If you are allergic to foods in the nightshade family, omit the cayenne pepper.

Willow Joint-Pain Liniment

4 cups rubbing alcohol
1 cup dried willow bark
½ cup dried rosemary
½ cup lemon peel

Mix the alcohol with the herbs and lemon peel. Place the mixture in a sunny window for 2 weeks. Shake daily. Strain. Use this liniment to rub on joints and surrounding areas. This liniment helps relieve arthritis and gout pain and inflammation.

Wintergreen Steam Inhalation

handful wintergreen
boiling water

Put a handful of wintergreen plant in a bowl of boiling water. Cover your head with a towel and drape it over the bowl so that you can inhale the vapors. Inhale deeply. Wintergreen is a traditional remedy that helps ease arthritis and other pain.

Elderberry Arthritis Remedy

2 cups boiling water
½ cup elderberries
¼ cup dried white yarrow leaves and flowers
1 cup honey

Add the elderberries and white yarrow to the boiling water. Cover and steep for 20 minutes. Strain. Add honey and mix well.

Sip ½ cup every 6 to 8 hours until pain subsides. Do not drink more than 2 cups per day.

Pokeberry Tea

dried pokeberry
1 cup boiling water

To the boiling water, add a dried pokeberry. Drink one cup a day.

The Blackfoot tribe passed this remedy onto American pioneers to help prevent and ease the pain of arthritis.

Peanut Oil Rubs

2 cups peanut oil
1 cup lavender buds

Warm the peanut oil gently, then add the lavender. Place in a jar and let soak for 1 week. Strain. Once a week after a bath, massage the oil well into the skin all over the body.

SHOE POLISH & WATERPROOFING

Lemon Shoe Polish

fresh lemon

Cut a lemon in half. Use half to rub all over one leather boot or shoe. Buff just as you would with regular shoe polish. Use the other lemon half to polish the other shoe.

Boot & Shoe Waterproofing

beeswax
lanolin

You can waterproof leather boots and shoes by warming equal amounts of beeswax and lanolin until melted and well mixed. Use a cloth to apply this all over the top and bottom of the boots, taking care to remember the stitched areas. Buff the boots as needed.

JEWELRY POLISH

For cleaning and polishing jewelry, also consult the brass, copper, and silver cleaners, depending on the type of jewelry. Of course, gold jewelry doesn't require polish. But artificial gold, made from metal alloys, may come clean in lemon juice concentrate. Or simply wipe off the green film.

Silver Jewelry Cleaner

lemon juice concentrate

Soak the silver jewelry in lemon-juice concentrate for 20 minutes. Rinse well and buff dry. The tarnish should wipe off quite easily.

CLEANING SUPPLIES

Your kitchen cupboard probably has most ingredients for these cleaning supplies. You can make your own cleaning supplies inexpensively without the harsh chemicals, perfumes, and dyes found in many commercial products. You can also avoid the headaches and allergies you may get when using them. The best commercial products usually contain one or more of the basic ingredients used in these homemade recipes.

Lemon juice kills bacteria on surfaces it touches. Cloves and marjoram help disinfect. Baking soda absorbs odors and helps everything smell fresh. Ammonia or vinegar are great for cleaning glass and mirrors. Just avoid cleansers and abrasives, like alcohol or hydrogen peroxide, on plastics. They may become cloudy. Use soap and water for clear plastic bathroom glasses and soap trays.

Caution: Never combine bleach and ammonia since together they create dangerous fumes.

All-Purpose Cleaning Sprays & Washes

Baking Soda Wash

1 gallon (3.8 liters) warm water
1 cup baking soda

Mix the warm water and baking soda well. Store this cleaner in a spray bottle to keep handy. Or mix it up to use when mopping the floor.

This cleaner is useful for washing windows, cleaning compact discs, mopping vinyl floors, and more.

Everyday Cleaning Spray

¼ cup ammonia
2 tablespoons apple-cider vinegar
1 tablespoon baking soda
½ gallon (1.8 liters) water

Mix the ammonia, apple-cider vinegar, baking soda, and water. Pour some in a handy spray bottle. Use the spray to clean counters, walls, tubs, sinks, and showers.

Cinnamon Cleaning Spray

1 tablespoon dried elder flowers
1 cup boiling water
25 drops cinnamon essential oil

Make a strong elder-flower tea, using the dried elder flowers and boiling water. Add 25 drops cinnamon essential oil per cup. Pour the solution into a spray bottle.

This is good for cleaning the modern-day refrigerator; it leaves a nice, fresh scent. You can also spray it around the basement to kill mold. This makes musty smells disappear. Elder flower discourages molds and fungi, and cinnamon essential oil kills molds and germs.

Kitchen & Bath

Tile & Grout Scrub

⅔ cup ammonia
½ cup white vinegar
1 cup baking soda
1 gallon (3.8 liters) warm water

Mix the ammonia, white vinegar, baking soda, and warm water in a bucket. Pour into gallon (4-liter) glass jar to store. Use a spray bottle to spray and wipe tile.

Homemade Scouring Powder

soap, bar or liquid
table salt, baking soda, or borax

Soap up a scrub brush and sprinkle table salt, baking soda, or borax on the bristles to deep clean.

Mildew Cleanser

½ cup liquid soap
½ cup baking soda
1 gallon (3.8 liters) vinegar

Mix the liquid soap, baking soda, and vinegar. Use the solution to sponge down bathroom tiles. Add this to the washing machine to cleanse a mildew-covered shower curtain.

For other uses, add ¼ cup of this cleanser to 2 quarts (1.9 liters) warm water and mix well. This disinfects and cleans well.

Bleach, though perhaps harsher, when added to the washing machine also rids a shower curtain of mildew.

Marjoram Kitchen Disinfectant

4 cups boiling water
4 cups fresh sweet marjoram
1 tablespoon whole cloves
1 tablespoon lemon juice
1 tablespoon mild liquid soap

Pour the boiling water over the marjoram and cloves. Let cool and strain. Add the lemon juice and mild liquid soap. Mix well and pour the solution into a spray bottle. Saturate areas that you want to disinfect.

Citrus Kitchen Disinfectant Spray

3 drops eucalyptus essential oil
3 drops lemon essential oil
3 drops grapefruit essential oil
1 cup water

Mix equal amounts of eucalyptus, lemon, and grapefruit essential oils. Add 8 drops of this mixture to 1 cup of water in a spray bottle.

Spray this disinfectant on cutting boards and counters. This spray will disinfect wooden salad bowls, too.

You can also spray this on no-wax floors to disinfect the whole kitchen and leave a pleasant scent.

Refrigerators & Freezers

Baking Soda & Water: Make a solution of baking soda and water to clean the refrigerator and freezer. Keep an open box of baking soda in the refrigerator to absorb odors year-round. Replace the box the next time you clean.

White Vinegar: Use white vinegar to clean and deodorize a refrigerator or freezer.

Drains

Quick Salt Drain Cleanser

salt
hot water

Pour salt down the drain and flush with hot water to freshen and cleanse quickly.

Baking Soda & Vinegar Drain Cleanser

¼ cup baking soda
½ cup vinegar

Pour the baking soda down the drain; then follow with the vinegar. It will fizz up, and when the fizzing is done, you can flush the drain with hot water. This gets rid of bad drain smells and sweetens the kitchen.

Toilet Bowls

Baking Soda & Vinegar: Use the recipe for the Baking Soda & Vinegar Drain Cleanser above on this page to clean the toilet bowl. Scrub the toilet with a brush and baking soda and vinegar. Then let the mixture sit overnight to get rid of heavy stains or lime deposits.

Lemon & Rosemary Toilet-Bowl Disinfectant

10 drops tea-tree essential oil
10 drops lemon essential oil
10 drops rosemary essential oil
3 cups white vinegar

Mix the tea-tree, lemon, and rosemary essential oils. Add the white vinegar. Keep the disinfectant in a spray bottle in a dark area. Spray the toilet inside and out to cleanse, disinfect, and deodorize. This disinfectant kills even the strongest bacteria and molds.

You can also use this disinfectant to spray down shower curtains, grout, or any area with mold.

Thyme Toilet-Bowl Disinfectant

2 cups boiling water
2 cups dried thyme
½ cup powdered laundry detergent

Pour boiling water over the thyme. Steep for 10 minutes and strain. Add the laundry detergent. Pour the solution into a plastic 2-cup spray bottle. Use it to clean and disinfect toilets.

Carpets

Dry-Carpet Cleaner

1 cup cornmeal
½ cup borax

Mix the cornmeal and borax. Sprinkle the cleaner on carpet stains. Let sit for 30 minutes to 1 hour. Vacuum thoroughly.

Carpet-Stain Cleaner

½ cup mild liquid soap
2 cups hot water

Whip the liquid soap and hot water to foam in a blender. Apply the foam with a sponge. Wipe clean with a cloth.

Windows

Alcohol & Vinegar Window Cleaner

2 cups rubbing alcohol
2 cups cold water
⅛ cup white vinegar

Mix the alcohol, water, and white vinegar. Pour the solution into a spray bottle to clean windows, polish appliances, and cut grease.

Easy Lemon Juice Window Cleaner

2 tablespoons lemon juice
4 cups water

Simply add lemon juice to water and wipe your windows clean.

Lemon & Vinegar Window Cleaner

1 cup white vinegar
3 cups water
20 drops lemon essential oil

Mix the white vinegar, water, and lemon essential oil. Use a clean cloth or paper towel dipped in this solution to clean windows. This makes a fresh-smelling window cleanser.

BASEMENTS & FOOD STORAGE

Mold, Mildew & Odors

Traditional Root Cellars

Before ice boxes and refrigerators, households kept milk, butter, and other goods cool in root cellars. Root cellars were good places to store potatoes, carrots, and cabbages as well as home-canned products.

Sometimes these cellars, dug into the side of a hill or sitting below the house, became musty smelling. To deter bad smells, people used bundles of sweet-smelling herbs—lavender, mint, or spices, like cloves or cinnamon, if they had them on hand.

Peppermint Headache Tea

⅜ cup dried peppermint
4 cups boiling water

Pour the boiling water over the dried peppermint. Cover and steep for 10 minutes. Strain. Put the peppermint herb tea in the refrigerator. Drink ½ cup up to 2 cups to rid yourself of a headache or nausea.

Part 2
BEAUTY & LUXURY

In this part, you'll find recipes to make your own perfumes, sweet waters, colognes, and aftershaves. You'll also discover skin lotions, creams, lip balms, and lip gloss. Helpful treatments for acne, scars, and stretch marks may "save your skin."

For hair care, you'll discover shampoos, conditioners, rinses, gels, dressings, and colorants for all types of hair. You'll be able to create facial scrubs, masks, toners, and astringents, following traditional Victorian recipes.

For the bath, you'll find bath oils, herbal infusions, foams, bubbles, salts, scented bags, and after-bath dusting powders.

To help you sleep, you'll find traditional sleep potions, including teas, salves, an onion sandwich, and dream pillows. Also, learn gentle ways to quiet children and ready them for sleep.

Natural beauty products are easy to create and results are often amazing. It only takes a few moments to mix up a recipe, but this pampering can renew the soul and wonderfully enhance the appearance in lasting ways.

PERFUMES, COLOGNES, SWEET WATERS & AFTERSHAVES

Women's Perfumes & Colognes

Once you master the basic recipe, perfumes and colognes are quite easy to create. You'll be excited when you begin to experiment with the many possible scent combinations. Here are a few favorite time-honored scents.

Tender Rose Perfume

¼ cup vodka
60 drops rose essential oil
16 drops sandalwood essential oil
10 drops lemon essential oil
¼ teaspoon jojoba oil (fixative)

Pour the vodka, rose essential oil, sandalwood essential oil, lemon essential oil, and jojoba oil into a perfume bottle. Shake well and allow the solution to sit about a week before use. Although this perfume is expensive to make, the smell is exquisite.

If you prefer, you can substitute vitamin E oil for the jojoba oil, and shake the perfume before each use. Jojoba oil is alcohol-soluble and acts as a fixative.

Spicy Girl

¼ cup (2 fluid ounces or 60 ml) vodka
1 tablespoon glycerin
8 drops cinnamon essential oil
10 drops clove essential oil
20 drops bergamot essential oil

Blend the vodka and glycerin with the cinnamon, clove, and bergamot essential oils. Pour the mixture into a tightly closed container. Allow the scents to meld together several days before use.

Sweet Eden Perfume

¼ cup jojoba oil
½ teaspoon pure vanilla extract
20 drops jasmine essential oil
18 drops tuberose essential oil
10 drops sweet orange essential oil
10 drops rose essential oil
10 drops mimosa essential oil
8 drops bergamot essential oil
8 drops musk

Blend the jojoba oil, musk, and vanilla extract with the jasmine, tuberose, sweet orange, rose, mimosa, and bergamot essential oils. Let the mixture sit about 4 days in a closed container and bottle.

This recipe, found in an old apothecary's notebook, created gallons of perfume to bottle and sell. Since some original ingredients are now unavailable, I've modified the recipe slightly and cut it down to size.

Warm Charm

½ cup vodka
½ teaspoon jojoba oil (fixative)
25 drops lavender essential oil
20 drops rosemary essential oil
15 drops lemon essential oil
15 drops clove essential oil
15 drops geranium essential oil
10 drops neroli essential oil

Blend the vodka, jojoba oil, and the lavender, rosemary, lemon, clove, geranium, and neroli essential oils well. Let the mixture steep for 1 week in a closed container before use. Bottle.

Morning Dawn

2 tablespoons jojoba oil or almond oil
12 drops ylang-ylang essential oil
6 drops clary-sage essential oil
4 drops vetiver essential oil
2 drops lavender essential oil

Blend the jojoba oil and the ylang-ylang, clary-sage, vetiver, and lavender essential oils. Bottle. Shake well every day. Let steep for 3 days before using.

Cupid's Dream

¼ cup vodka
1 tablespoon glycerin
20 drops ylang-ylang essential oil
18 drops mandarin essential oil
12 drops neroli essential oil

Mix the vodka, glycerin, and the ylang-ylang, mandarin, and neroli essential oils well. Let the mixture steep for 1 to 2 weeks in a closed container. Bottle.

Sweet Waters

Sweet waters were used to freshen up between baths, which had been less frequent than today's routine daily shower. Toilet waters and toilet vinegars also helped to refresh people on hot, dusty days before the advent of air conditioning. Usually these sweet waters were splashed on from a wash basin or used to refresh the body by soaking a handkerchief with them and daubing them on pulse points.

The fresh and light scent of these waters is weaker than that of traditional homemade perfumes. If you wish, you can use the same scents as those of your perfume. That way, the scents will complement each other, and you can layer them. Today, we use the sweet waters in much the same way; we simply call them body splashes. The first two recipes are old-fashioned standbys.

Note: If you're buying distilled water or vinegar, 5 fluid ounces (150 ml) equals ⅝ cup.

Rosewater

¾ cup distilled water
¼ cup dried rose petals
6 drops rose essential oil

In a jar, add the rose petals to the distilled water and close the lid tightly. Shake the jar to make sure that the petals are covered with water. Set the jar in a sunny window for 2 to 3 days. Strain. Add rose essential oil drops and place the mixture in an atomizer spray bottle or pretty jar.

Keep refrigerated for a cool, soothing spritz. Rosewater is relaxing and good for the skin.

Lavender Sweet Vinegar

⅝ cup good wine vinegar
¼ cup dried lavender buds
18 drops lavender essential oil

Put lavender buds in a jar with the wine vinegar. Close the lid on the jar. Set the mixture in a sunny window for 2 to 3 days. Strain and add the lavender essential oil. Shake well and bottle.

Use lavender sweet vinegar on days when you want to relieve stress or a headache. Spritz or splash it on the skin.

Jasmine Sweet Water

20 drops jasmine essential oil
⅝ cup distilled water
4 drops jojoba oil (fixative)

Add the jasmine essential oil to the water. Add a few drops of jojoba oil, which acts as a fixative. Mix well. Spritz or splash on before a big night out on the town.

Chamomile Sweet Water

¾ cup distilled water
¼ cup chamomile tea
20 drops chamomile essential oil

Make strong chamomile tea using a tea bag or 1 tablespoon chamomile to ¼ cup boiling water. Steep 10 minutes. Add ¾ cup distilled water and chamomile essential oil. For a refreshing applelike scent, splash this sweet water on your skin.

Peppermint Sweet Vinegar

¾ cup good wine vinegar
½ cup peppermint tea
12 drops peppermint essential oil

Make a strong peppermint tea with 1 tablespoon peppermint or 1 tea bag and ½ cup boiling water. Steep 10 minutes. Blend the vinegar, peppermint tea, and peppermint essential oil.

This is a refreshing splash that helps wake you up and boost energy. It also helps you cool down when you're hot and sweaty.

Sweet-Woodruff Water

¾ cup distilled water
¼ cup sweet woodruff tea
20 drops sweet woodruff essential oil

Make a strong tea with 1 tablespoon or 1 tea bag of sweet woodruff to ¼ cup boiling water. Steep 10 minutes. Blend the distilled water, sweet woodruff tea, and sweet woodruff essential oil well. Sweet woodruff has a pleasing cherry-vanilla scent. Splash on this sweet water.

Sandalwood & Orange Sweet Water

orange peel from 1 orange
⅝ cup distilled water
15 drops sandalwood essential oil
6 drops sweet orange essential oil

Add orange peel to the boiling water. Remove from heat and cool. Strain. Add the sandalwood and sweet orange essential oils and mix well. Let sit for several days.

Spritz the sweet water on the body to help clear the mind and dispel dark moods.

Men's Colognes

Men's colognes are easy to create. Instead of floral scents, which are more suitable for women, use earthy, woody scents with a touch of spice.

Gentleman's Cologne

⅝ cup (5 fluid ounces or 150 ml) vodka
2 tablespoons distilled water
15 drops lavender essential oil
8 drops thyme essential oil
6 drops lemongrass essential oil
cinnamon stick

Mix the vodka, the distilled water, and the lavender, thyme, and lemongrass essential oils. Add the cinnamon stick and cover. Let steep for 2 weeks. Remove the cinnamon stick. This is an old favorite.

Woodsman

¾ cup vodka
1 tablespoon or 1 tea bag rosemary
½ cup boiling water
15 drops sandalwood essential oil
8 drops coriander essential oil
¼ teaspoon jojoba oil

Make strong rosemary tea with dried rosemary or the tea bag and the boiling water. Let steep for 10 minutes. Blend the vodka, rosemary tea, sandalwood essential oil, coriander essential oil, and jojoba oil well. Let the mixture sit for about 1 week tightly covered.

Macho Man

2 cups (1 pint or 480 ml) dark rum
½ cup bay leaves
2 tablespoons whole cloves
2 cinnamon sticks
6 to 8 drops bay essential oil

Mix the rum, bay leaves, cloves, cinnamon sticks, and bay essential oil. Seal the mixture in a jar. Let it steep for 2 weeks. Strain, bottle, and label.

Mysterious Man

⅜ cup vodka
2 tablespoons distilled water
8 drops frankincense essential oil
6 drops clary-sage essential oil

Blend the vodka, distilled water, and the frankincense and clary-sage essential oils well. Seal and let sit for 2 to 3 days. Bottle.

Daredevil

½ cup vodka
2 tablespoons distilled water
8 drops vetiver essential oil
6 drops basil essential oil
6 drops pine essential oil

Blend the vodka, distilled water, and the vetiver, basil, and pine essential oils. Steep in a tightly closed container for 1 week.

Apply when you're in a rakish mood.

Men's Aftershaves

Refreshing Aftershave

2 cups distilled water
1 cup witch hazel
2 tablespoons tincture of benzoin
10 drops lime essential oil
8 drops bergamot essential oil

Mix the distilled water, witch hazel, benzoin, lime essential oil, and bergamot essential oil well. Seal in a jar. Let sit for several days. Splash on the face after shaving to close the pores and tone the skin.

Teddy Bear Aftershave

2 teaspoons lavender buds
¾ cup boiling water
1 cup dark rum
10 drops rosemary essential oil
8 drops peppermint essential oil

Make lavender tea, using lavender buds and the boiling water. Steep for 10 minutes. Cool and strain. Add the dark rum, rosemary essential oil, and peppermint essential oil. Bottle. Let the mixture sit for about 1 week before using it.

Piney Aftershave

¼ cup witch hazel
1 cup vodka
4 cups distilled water
2 tablespoons glycerin
½ teaspoon juniper essential oil

Blend the witch hazel, vodka, distilled water, glycerin, and juniper essential oil well. Bottle. Let the mixture sit for several days before usage.

Soothing Lotions & Creams

Rose Cream

4 tablespoons rosewater (rose-petal tea)
2 tablespoons melted beeswax
6 tablespoons sweet almond oil
6 drops vitamin E oil
4 to 6 drops rose essential oil (optional)

Use 2 tablespoons of rose petals to make a strong tea or rosewater in ½ cup boiling water. Let steep for 10 minutes and set aside. Melt the beeswax in the top of a double boiler. Blend in the sweet almond oil and vitamin E oil. Remove from heat, and stirring constantly, add the rosewater and rose essential oil. Beat vigorously until cooled and the mixture is fluffy and whitened.

For a more concentrated scent, add rose essential oil. The rose, because of its cleansing, astringent properties and its benefits to skin, has been used for centuries in beauty products.

Rose cream is a good facial moisturizer and cleansing cream for removing makeup. Place the cream in a pretty jar and keep plenty on hand to smooth rough skin, day or night.

Lavender Face Cream

¾ cup olive oil
¼ cup liquid lanolin
1 tablespoon grated beeswax
⅔ cup lavender sweet water
⅓ cup glycerin
25 drops lavender essential oil
25 drops tea-tree essential oil

Warm the olive oil and lanolin in a small saucepan. Add grated beeswax and stir until the beeswax is melted. Remove from heat and cool. Blend glycerin and lavender water in a blender. Add the oil mixture in a small stream with the blender at high speed. When the mixture is thick, add the lavender essential oil (healing) and the tea-tree (antibacterial) essential oil.

Cold Cream Makeup Remover

1 cup sweet almond oil
4 tablespoons melted beeswax
½ cup rosewater
1 tablespoon powdered borax
7 drops rose essential oil

Melt the beeswax with the sweet almond oil and dissolve the borax in the rosewater. Add the rosewater and borax mixture to the oil slowly, and stir constantly until cool. Then add the rose essential oil. Pour into jars.

Aloe-Vera Face & Body Cream

¾ cup sweet almond oil
¼ cup liquid lanolin
1 tablespoon grated beeswax
⅔ cup lavender sweet water
⅓ cup aloe-vera gel
15 drops chamomile essential oil
12 drops lavender essential oil
2 capsules or ¼ teaspoon vitamin E oil

Melt the sweet almond oil, lanolin, and beeswax in a heat-resistant ceramic or glass saucepan over low heat. Cool to room temperature. Add the lavender sweet water, aloe-vera gel, chamomile essential oil, lavender essential oil, and vitamin E oil. Whip them in a blender until creamy. Store the cream in a covered jar.

Chamomile Dry-Skin Lotion

½ cup olive oil
¼ cup chamomile flowers

Soak the chamomile flowers in the olive oil for 1 to 2 weeks. Strain. Apply the skin lotion all over the body and massage in well.

This can serve as a good massage oil for dehydrated skin. It heals wounds and cuts, and it's also good for psoriasis.

No-Wrinkle Lotion

2 tablespoons basil tea leaves
2 tablespoons linden flower or lemon-balm tea
2 tablespoons jojoba oil
2 teaspoons honey

Use ½ cup boiling water to 1 tablespoon basil to make a strong basil tea. Mix 1 tablespoon linden flower or lemon balm to ½ cup boiling water to make linden flower or lemon balm tea. Steep teas for 10 minutes and set aside. You will only be using 2 tablespoons each of these brewed teas.

Mix the basil tea, linden flower tea, jojoba oil, and honey well. Apply the lotion to clean skin. Before bedtime, smooth it on the face or just under the eyes.

Basic Hand Lotion

2 tablespoons quince seeds
2 cups boiling distilled water
½ cup glycerin
½ cup alcohol

Pour the boiling water onto the quince seeds. Soak them overnight. Strain, add the glycerin and alcohol, mix well, and bottle. Use this hand lotion to soften skin.

Rich & Creamy Lotion

1 tablespoon unflavored gelatin
1 cup water
1 tablespoon jojoba oil
2 teaspoons cod-liver oil
6 to 8 drops red food coloring (optional)

Dissolve 1 tablespoon unflavored gelatin in ¼ cup cold water. Add ¾ cup boiling water to this and let cool. Add ½ cup of the gelatin mixture to the jojoba oil and cod-liver oil while running the blender. Pour in a small stream.

If you wish to give the cream a pretty pink tint, you can color it. When the mixture is creamy, add several drops of red food coloring and blend.

Rosewater & Glycerin Hand Lotion

2 tablespoons rosewater
30 drops glycerin
1 teaspoon sweet almond oil

Mix the rosewater, glycerin, and sweet almond oil well, beating by hand with a wooden spoon or whisk.

This traditional hand lotion is good for aging skin. If you like it, double or triple the recipe.

Oatmeal Dry-Skin Lotion

1½ cups distilled water
½ cup instant rolled oats
¼ to ½ cup grated beeswax
15 drops lavender, rose, jasmine, or rose geranium essential oil

Bring water to a boil. Remove from heat, add the rolled oats, and strain. Return water to heat, add the beeswax, and gently heat until melted. Cool to room temperature, beating well, and adding the essential oil. Store the skin lotion in a plastic bag or glass jar.

Apply to dry skin.

Simple Lotion

1 cup jojoba oil or olive oil
1 tablespoon melted beeswax
1 tablespoon lecithin
½ teaspoon vitamin E oil
2 cups ice-cold distilled water

Melt the jojoba oil, beeswax, lecithin, and vitamin E oil on low heat. Pour the ice-cold water into a blender or into a bowl if you use a hand mixer. Slowly add melted jojoba or olive oil, beeswax, lecithin, and vitamin E oil in a stream to the water as you blend on low speed. The mixture will soon turn creamy.

You can add essential oils if you want a scented lotion. This skin lotion keeps well. It is easily absorbed into the skin, especially if you use jojoba or olive oil. You may use another oil if you wish.

Acne, Scars & Stretch Marks

Avoid using oils on burns; aloe vera is best for cooling and healing burns. Silky Skin Cream and zinc with vitamin E work well to fade and prevent scars and stretch marks.

Zinc & Vitamin E Treatment

zinc oxide
vitamin E oil

Apply both vitamin E oil and zinc oxide to a cut or wound to help prevent scarring as it begins to heal.

A good hand lotion may aid absorption. Zinc oxide is a mild antiseptic that's great for skin.

Silky Skin Cream

3 tablespoons jojoba oil
1 tablespoon peanut oil
1¼ teaspoons grated beeswax
20 drops lavender essential oil
4 drops frankincense essential oil

Melt the jojoba oil, peanut oil, and beeswax together over low heat. Remove them from heat and let cool. Add the lavender and frankincense essential oils.

Pour the mixture into a small container. Massage the cream into the skin daily to help fade and prevent stretch marks and scars.

Acne-Healing Face Cream

3 tablespoons jojoba oil or cold-pressed, cold-processed castor oil
1¼ tablespoons olive oil
¼ teaspoon lanolin
½ teaspoon grated beeswax
3 tablespoons rosewater
1 tablespoon aloe-vera gel
1 teaspoon glycerin
10 drops tea-tree essential oil

Melt the jojoba or castor oil, olive oil, lanolin, and beeswax over low heat. Cool them to room temperature. The rosewater should be the same temperature as the oils. Beat the oils with a mixer, while pouring the rosewater into the bowl in a steady stream. It will turn thick and very creamy. Place the cream in a pretty, decorative jar. You can use this cream as a night cream to help skin stay smooth and clear. It's also soothing for chapped and cracked skin.

Lip Balms & Lip Gloss

Orange Lip Balm

½ teaspoon melted beeswax
½ teaspoon melted cocoa butter
1 teaspoon olive oil
2 drops sweet orange essential oil
1 capsule or ⅛ teaspoon vitamin E oil
½ teaspoon honey

Melt the beeswax and cocoa butter gently. Mix the olive oil, sweet orange essential oil, and vitamin E oil. Add the beeswax, cocoa butter, honey, and mix well. Pour the mixture into little containers and stir until the mixture begins to harden.

Use as you would any lip balm. This one is sweet and tasty.

Kissing-Sweet Lip Balm

½ cup sweet almond oil
1 capsule or ⅛ teaspoon vitamin E oil
2 tablespoons melted beeswax
¾ teaspoon cherry, peppermint, coconut, or vanilla flavoring

Gently warm the sweet almond oil, vitamin E oil, and beeswax together until the beeswax melts. Then you can add ¾ teaspoon of any flavoring you wish—cherry, peppermint, coconut, or vanilla. Mix well.

Let cool to find out how hard the gloss is. If it is too creamy, add a little more beeswax and reheat. If it is too hard, add a little more oil. When you've gotten the right consistency, pour the mixture into little jars or lip-gloss containers.

This makes a great gift for teens or people who love the outdoors or have chapped lips.

Sheer & Easy Lip Gloss

1 teaspoon petroleum jelly
2 teaspoons aloe-vera gel
6 to 8 drops vanilla, cherry, or raspberry flavoring
leftover lipstick, any shade

Mix the petroleum jelly, aloe-vera gel, flavoring, and a small amount of lipstick well to make this sheer lip color.

You can place the lip gloss in tiny containers, such as pill dispensers. Make several different shades for each compartment. Experiment.

HAIR CARE

Shampoos

Save old shampoo bottles for these homemade shampoos. Don't forget to label the bottle(s).

Gentle Aloe-Vera Shampoo

¾ cup castile soap flakes
4 cups boiling water
5 tablespoons lavender buds
1 cup aloe-vera gel

Pour the boiling water over the lavender buds and castile soap flakes. Let the mixture steep until cool. Mix in the aloe-vera gel. This recipe makes more than 1 quart (about 1 liter) of shampoo.

You can substitute another herb for the

lavender. To bring out natural highlights, brunettes could add sage or rosemary. Blondes could add chamomile or calendula. For oily hair, try thyme or lemongrass. For dry hair, try chamomile or lavender.

Soapwort Shampoo

2 cups soapwort
2 cups boiling water
2 cups strong herbal tea

Pour the boiling water over the soapwort. Cover and let steep until cool. Strain. Mix with the herbal tea and seal the liquid in a bottle. Let this mixture sit a day or more before using.

This is a mild shampoo made from the naturally sudsy soapwort. It doesn't lather up like commercial shampoos, but it does cleanse quite well. Shake before use or try adding some glycerin to keep the shampoo well mixed.

Herbs recommended for the strong herbal tea are nettle, spearmint, rosemary, thyme, or fennel. Use about 2 tablespoons dried herb or 4 tea bags to 2 cups boiling water. Let steep for 10 minutes.

Honey Shampoo

1 cup mild liquid soap or baby shampoo
2 cups strong herbal tea
1 cup honey

Mix the liquid soap, herbal tea, and honey. Pour the mixture into a bottle. Shake well before using. This shampoo is especially good for dry hair and for healing the scalp. This makes about 1 pint or 500 ml of shampoo. Rose-petal tea works well in this recipe.

Herbal Shampoo

1 cup distilled water
2 teaspoons dried or 1 tablespoon fresh rosemary
½ cup mild liquid soap or baby shampoo
½ cup glycerin
¼ cup borax powder

Bring water to boil, add the rosemary, and let steep until water has cooled to room temperature. Strain. Add the liquid soap, glycerin, and borax powder. Blend. The mixture will thicken overnight. This recipe makes about 2 cups (1 pint or 500 ml) of shampoo.

Shampoo as you normally would. Save an old shampoo bottle for this homemade version. Don't forget to label it.

Homemade Dandruff Shampoo

1 cup mild liquid soap or baby shampoo
¼ cup willow-bark tea
35 drops lavender essential oil
18 drops rosemary essential oil
10 drops cedarwood essential oil

To make the willow-bark tea, pour 1 cup of water over a handful of willow leaves, steep until cool, and strain. Mix the liquid soap, willow-bark tea, and essential oils well. Pour the shampoo into a squeeze bottle.

Use a small amount every other day as a shampoo. Massage 3 to 5 minutes into the scalp and rinse very well. This will help control dandruff.

Conditioners & Rinses

Hot-Oil Conditioner

¼ cup dried rosemary
1 cup olive oil

Heat the olive oil gently until well warmed. Place the rosemary in the olive oil. Seal the mixture and set it aside for 2 to 3 days. Strain. Bottle the hot-oil hair conditioner.

Now, whenever you want a hot-oil treatment, warm 1 tablespoon of the oil conditioner in a microwave-safe bowl. Rub between your fingers and massage the conditioner into your scalp and hair. Wrap your head in a towel and allow 30 minutes for it to soak in. Shampoo as usual. This hot-oil conditioner is good for dry hair. It also appears to help stimulate hair growth.

Coconut Oil Conditioner

½ cup coconut oil
8 drops lavender essential oil
4 drops sandalwood essential oil

Warm the coconut oil since it is solid at room temperature, although it melts at body temperature. Remove from heat, cool slightly, and add the essential oils, mixing well. Pour into a shallow container. To condition hair, scoop out enough to massage into the scalp and hair. Wrap your head with plastic wrap for 25 to 30 minutes and shampoo out. Hair will be soft, shiny, and healthy-looking.

Use this conditioning treatment for dry or damaged hair. If you use this conditioning treatment once a month, it will keep your hair in tip-top condition.

Flyaway-Hair Conditioner

¼ cup plain yogurt
1 egg

Whisk the yogurt and egg together well. Massage the conditioner into the hair before a shower. Leave it in for 5 minutes. Rinse well with cool water. Shampoo as usual. This conditioner gives your hair body, shine, and control. It also moisturizes dry hair and gets rid of static.

Deep Conditioner for Dry & Damaged Hair

¼ cup olive oil
1 egg yolk

Mix the olive oil and egg yolk and massage into the hair. Wrap your hair with plastic wrap and then wrap a towel around the plastic to keep it in place. Let the conditioner soak for 20 minutes; then shampoo.

Vinegar Conditioner

peel of 1 lemon
½ cup chamomile flowers
4 cups apple-cider vinegar

Pour apple-cider vinegar over the lemon peel and chamomile flowers into a Mason jar. Seal and let the mixture steep in a sunny window for 2 weeks. Or gently heat the vinegar, pour it over the lemon peel and chamomile flowers, and let the mixture steep for about 1 week. Strain and bottle. To use, apply about 2 tablespoons to your hair's rinse water.

This apple-vinegar rinse helps keep the scalp pH balanced, and may promote hair growth. This rinse works well on oily hair. It leaves hair soft and shiny.

Fennel Conditioner

2 cups boiling water
1 tablespoon fennel
1 tablespoon baking soda

Pour boiling water over the fennel. Cover and steep for 10 minutes and strain. Add the baking soda. Pour this over the hair as a final rinse every day for several weeks, and then use it once a week. You can also double or triple the recipe, and store it in the refrigerator. This recipe will keep for about 1 week.

Fennel conditioning rinse is good for oily hair. It helps balance and get rid of oily scalp conditions.

Peppermint Dandruff Rinse

1 cup apple-cider vinegar
1 cup chopped fresh or ½ cup dried peppermint
2 cups boiling water

Pour the boiling water over the peppermint, and cover to let the mixture steep overnight. Strain, mix with the vinegar, and bottle. Use ½ cup as a final rinse after shampooing; do not rinse out.

This rinse will help rid you of those embarrassing flakes.

Peppermint Hair Rinse

¼ cup dried peppermint
1 cup boiling water

Pour boiling water over the peppermint. Steep for 20 to 30 minutes or until cool. To use, pour this rinse over the scalp after you've shampooed and massage it in. Do not rinse.

Peppermint stimulates the scalp and has a clean, refreshing scent.

Herbal Hair Rinses

2 tablespoons lemon juice
2 tablespoons chamomile, thyme, lavender, or rose petals
4 cups boiling water
½ cup witch hazel

Pour the boiling water over the chosen herb. Cover and steep for 30 minutes. Strain. Add the witch hazel and lemon juice. Mix well. Use ½ cup as a final rinse.

Chamomile, thyme, lavender, or rose petals are good for the skin and hair. Use this rinse once a week after shampooing to lighten and soften hair. It will bring out blonde highlights, especially if you let your hair dry in the sun. Natural blondes will find their hair is shinier.

Blonde Highlight Rinse

4 cups boiling water
1 cup chamomile flowers
juice of large lemon

Pour boiling water over the chamomile flowers. Cover and let steep until cooled. Mix in lemon juice. Use this as a final rinse after shampooing. Pour over the hair several times, catching the rinse in a basin.

Do this once a month and let hair dry in the sun. This rinse brings out natural blonde highlights.

Red Highlight Rinse

1 cup calendula flowers
4 cups boiling water

Pour the boiling water over the calendula flowers and cover. Let the mixture steep until cool and strain. Use as a final rinse after shampooing. Catch the rinse in a basin and repeat several times.

It's helpful to let the hair dry in the sun. This rinse brings out natural red highlights and is well suited to redheads.

Brunette Hair Darkener

8 tablespoons loose or 10 tea bags black tea
4 cups boiling water
1 cup fresh or ½ cup dried rosemary or sage
1 teaspoon lemon juice

Make a strong infusion of black tea, using tea bags or loose tea with boiling water. Pour this hot tea over the rosemary or sage. Strain. Add lemon juice. Use this hair darkener as a final rinse. Catch any rinse in a basin and continue to rinse the hair several times. Over time, your hair will shine with rich color.

This rinse darkens and adds richness to dark hair.

Native American Gray-Hair Secret

¼ cup dried sage
1 cup boiling water
1 black tea bag

Make a strong sage tea, using the dried sage and boiling water. Then continue to steep, adding a black tea bag to the sage tea. Let the tea sit overnight. Use this as a final hair rinse every night until you achieve the desired color. Then use it once a week.

This rinse, popularized by Native Americans, helps return hair to its natural brunette or black color.

Setting Gels & Dressings

Hair dressings and gels have long been with us. Here are a few traditional ones. Of course, a few modern variations, such as use of food coloring from Jell-O and Kool-Aid, are rather recent.

Brilliantine

1 cup vodka
¼ cup castor oil

Mix together well. Pour into a spray bottle. Shake before use. Spray on your hair and comb it in. Let the dressing dry. This will give your hair manageability and shine.

This hair-dressing recipe was popular in the 1940s and early 1950s.

Hair-Styling Lotion

1 cup warm water
2 teaspoons orrisroot powder

Mix the warm water and orrisroot powder until well blended. Pour the styling lotion into a spray bottle. Spritz hair and style.

Check for allergies; some people have reactions to orrisroot. If so, just use plain old aloe-vera gel. It sets hair quickly and leaves a shine. You can also use gelatin. Try the unflavored, colorless gelatin variety. Add this to your final rinse water and it will give your hair body and control.

For novelty, instead of the unflavored gelatin, dissolve a packet of fruit-flavored Jell-O in a little boiling water. Select a color to match your hair. Kool-Aid also works, if you want bizarre color.

Hair Gel

½ cup boiling water
1 tablespoon flaxseeds
6 to 8 drops tea-tree essential oil

Pour boiling water over the flaxseeds. Soak for 15 to 20 minutes and strain. Add the tea-tree essential oil and cool completely. The solution will thicken into a gel. Store it in a closed container and use it as you would any styling gel.

This hair gel is great for keeping a hair style in place.

Stay-in-Place Hair Gel

½ cup Irish moss
3 cups water
¼ cup glycerin

Cover the Irish moss with about 1 cup of water and let it soak for 10 minutes. Strain the Irish moss and dump this water. Next, place the herb in 2 cups of boiling water for 20 minutes. Strain and press the herb while the water is still hot. Use this water and add the glycerin. Mix well. Pour the mixture into several containers.

Irish moss gels really well and makes an excellent hair-styling gel.

FACIAL SCRUBS, MASKS & TONERS

Facial Scrubs

Facial scrubs or cleansers are beneficial since the facial skin is sensitive and prone to blackheads, acne, and other problems. We all would love to have smooth, glowing skin without any hassles—and now you can. Try these homemade cleansers; they promise to give your nutrition-starved skin all it needs and more.

Facial scrubs help rid the skin of the top layer of dead skin cells that we constantly shed. They also help prevent clogged pores.

Cornmeal Face Scrub

¼ cup cornmeal
water

Add enough water to the cornmeal to make a thick paste. Apply this scrub to the face gently; then rinse it off.

Oatmeal Cleansing Bags

½ cup quick-cooking rolled oats
½ cup dried rose petals
1 yard (1 m) muslin
5 feet (150 cm) string
water

You'll need muslin squares. Cut several about the size of a washcloth. Place a small handful of rolled oats and a handful of dried rose petals in the middle of a muslin square. Use scented, old-fashioned roses, grown with no pesticides. Tie the muslin square with rolled oats and roses inside together with string. Place these bags in a large glass jar to keep handy in the bathroom.

To use, simply wet the bag down with warm water, squeeze to get all the "juice," and gently rub it over the face. Rinse and pat dry or use a toner or astringent.

Oatmeal makes a milky-smooth pore cleanser that helps get rid of oily skin. If you squeeze the bags out, you can use them twice. Throw them out after a second use.

Pretty-as-Can-Be Facial Cleanser

2 tablespoons lemon juice
⅓ cup witch hazel
2 tablespoons glycerin
2 tablespoons comfrey-leaf tea

Make a strong tea using 1 tablespoon comfrey leaves and ½ cup boiling water. Let steep for 10 minutes. Mix the lemon juice, witch hazel, glycerin, and 2 tablespoons comfrey tea. Keep the mixture refrigerated. To cleanse, use a cotton ball to apply and rinse off.

This cleanser will help fade spots and freckles.

Classic Facial Cleansers from the Fridge

Many common foods help cleanse and smooth our skin. So, it makes sense to use them outside the body, on the skin, as well as inside it. Here are a few skin cleansers to try. They appear to enrich skin, act as astringents, provide beneficial rather than harmful bacteria, and balance the skin's Ph.

Strawberries: Mash a few strawberries and rub them over the face. The strawberries help clear the complexion and bleach out freckles and age spots.

Tomatoes: Mash a few slices of tomato and rub it over the face. The tomato has astringent action for oily skin.

Eggs: Use the egg yolk. Mix and spread it over the face and rinse it off with warm water. This seems to provide good nutrition for skin.

Cucumber: Rub cucumber slices over the face and rinse. This helps reduce puffiness, especially around the eyes. Let the slices sit over closed eyelids for 5 minutes.

Honey: Honey is great for skin, since it is antiseptic and makes skin soft. Merely spread it over the face in a circular motion. Rinse clean.

Yogurt: Rub plain yogurt into the skin. Make sure it has active yogurt cultures, since they will help balance the skin's pH. Rinse.

Dry Skin Cleansers

These simple cleansers remove makeup and help moisturize skin. They're also helpful for dry, aging skin.

Vegetable Shortening: Believe it or not, vegetable shortening makes a great cleanser. Just place it in a pretty little jar to use in the bathroom.

Vitamin E Oil: Plain vitamin E oil is very healing to skin.

Olive Oil & Vegetable Oil: These help remove makeup and act as moisturizers since they help the skin retain water.
Petroleum Jelly: Just apply petroleum jelly to dry skin and tissue it off.

Milk-Roses Facial Cleanser

4 tablespoons dried rose petals
4 tablespoons powdered milk

In a blender, make the dried rose petals into a powder. Mix with the powdered milk. Place the mixture in a glass jar with a small spoon or scoop. When ready to use, put a small amount of milk-roses cleanser in your palm and mix it with warm water. Apply it as a paste to your face and rub gently in a circular motion. Rinse. Pat the face dry. Milk roses and rosewater are centuries-old favorites for making your skin smooth, glowing, and wrinkle-free.

Almond Gel Cleanser

2 teaspoons quince seeds
2 bags peppermint tea
2 cups distilled water
½ cup finely ground raw almonds

Bring the water to boil, adding peppermint tea bags to make a strong tea. Steep for 5 minutes and remove the tea bags. Now return the tea to heat, bringing it to a boil, and add the quince seeds. Reduce the heat to simmer for 15 minutes. Stir constantly to prevent scorching. This mixture will gel quite nicely. Strain out the seeds. Keep the gel refrigerated.

To use, keep finely ground almonds in a plastic bag. Mix some ground almonds with the gel to form a paste, and gently apply the paste on the neck and face. Let it soak into the skin a few minutes; then rinse with warm water. This gel cleanser is good for all skin types.

Masks

Masks are a great way to refine your complexion and hydrate your skin. They will give you a youthful glow. You can use a facial mask, mixed from ingredients you have on hand, once a week.

Yogurt Oily-Skin Mask

4 to 6 tablespoons oat flour
4 drops fresh lemon or lime juice
small tomato, ½ cucumber, or 4 to 5 strawberries
½ cup yogurt with live cultures
1 teaspoon unscented night cream

To make an oat flour, powder dry rolled oats in a blender. Use just the pulp, with seeds removed, from the tomato or cucumber. If you are using the strawberries instead of the tomato or cucumber, just mash them, seeds and all. A blender or a masher will easily pulverize the cucumber, tomato, or strawberries.

Mix the lemon juice; mashed tomato, cucumber, or strawberries; yogurt; and night cream in a small cup. Add enough oatmeal flour to the mixture to form a thick paste. Apply the facial mask and let dry about 30 minutes. Remove the mask with tissues and rinse with cool water.

Deep-Cleansing Clay Mask

1 teaspoon water
1 teaspoon cosmetic clay
1 drop peppermint essential oil

Combine the water and cosmetic clay to form a paste. Add the peppermint essential oil. Mix well and apply to the face. Let the clay mask dry completely; then rinse it away with warm water.

First test for skin sensitivities. If you are prone to dry skin, use this mask only once a month. Keep the mask well away from the eyes.

Victorian Elegance & Simplicity

Old-Fashioned Egg-White Mask

Victorian ladies used beaten egg white as a favorite facial mask. Just apply beaten egg white to the face and let the mask dry. Then use warm water to rinse it off after 15 to 30 minutes.

Honey & Oatmeal Mask

Honey and rolled oats were used in another popular traditional mask. Grind up the rolled oats in a blender to make a flour. Add a little oat flour to the honey, making the mask the consistency of a thick paste, and spread it over the entire face.

Leave the mask on for 15 to 30 minutes. Tissue off and rinse with cool water.

Cucumber Eyes

While they waited for their egg-white or honey-and-oat masks to dry, Victorian ladies reclined and placed cucumber slices on their eyes. The cucumber slices help reduce puffy eyes and dark circles. The mask brings a rosy glow to cheeks.

Fruit Mask

½ cup boiling water
2 prunes
½ mashed banana
½ cup quick-cooking oats
honey (optional)

Pour the boiling water over the prunes. When the prunes are softened, mash them. Add the rolled oats and mashed banana. Mix well. Cover and let the mixture sit until cool. Add honey if needed for a thick paste. Smear this fruit mask on your face and wait 30 minutes. Then rinse.

This fruit mask softens and moisturizes dry skin. It is also helpful for skin prone to breakouts. You can even eat the leftover mixture as a healthful breakfast!

Cooling Face Mask

1 egg white
¼ cup mayonnaise
¼ cup cucumber slices

In a blender, put the egg white, mayonnaise, and cucumber slices. Blend well. Spread the mask on the face and leave for 30 to 60 minutes. Tissue off and rinse the face with cool water.

This cooling face mask is great for dry skin, for bleaching freckles and spots, and for hydrating aging skin.

Egg-Yolk Mask

1 egg yolk
1 to 2 teaspoons olive oil
1 to 2 teaspoons honey

Mix a little warmed honey with the egg yolk, and add enough olive oil to form a thick paste. Smear the mask all over the face and let it dry. Rinse off the mask with warm water.

This mask is good for dry skin, and it helps skin stay smooth and soft. As for the edible part, you'll probably want to avoid eating raw eggs.

Skin Toners & Astringents

Toners and astringents help refresh tired skin, clear blemished complexions, and tighten pores.

Peppermint Splash

½ cup witch hazel
¼ cup peppermint tea
6 drops peppermint extract (optional)

Mix the witch hazel, peppermint tea, and peppermint extract. Pour the mixture into a bottle. Shake well.

Shake before using. Pour a little into the hand and splash it onto the face. Avoid getting the toner near or in your eyes. If you don't want to splash, simply apply it with a cotton ball.

Acne-Be-Gone Toner

1 teaspoon dried or 1 tablespoon fresh sage leaves
1 cup boiling water
½ cup apple-cider vinegar

First, make an infusion with sage leaves and the boiling water. Add the apple-cider vinegar. Cool and store in the refrigerator. Apply twice a day with a clean cotton ball.

Lavender Substitution: This toner helps clear red, inflamed, or pimply skin. For variety, make the same recipe, but substitute lavender buds for the sage.

Tea Tree Added: Tea-tree essential oil is excellent for clearing up the complexion. Add 10 drops to 1 cup of the sage or lavender-bud tea. Use as directed.

Lemon Astringent

¼ cup lemon juice
½ cup distilled water
⅓ cup witch hazel

Mix the lemon juice, distilled water, and witch hazel well, and pour it into a bottle. Shake the astringent before using it.

To help fade skin spots, use this twice a day. Lemon astringent is very refreshing.

Rose Toner

½ cup rosewater
½ teaspoon tincture of benzoin

To make rosewater, add rose petals to boiling distilled water. Let cool and strain. Add more and more petals until the water has a strong scent that pleases you. Add tincture of benzoin. The mixture will turn milky.

Apply the rose toner twice a day. For dry skin, apply the toner after cleansing. It helps condition skin and helps remove the top layer of dead skin cells, leaving the face smooth.

Oily Skin Toner

1 tablespoon fresh or 2 teaspoons dried rosemary or thyme
1 cup boiling water
½ teaspoon honey
½ teaspoon tincture of benzoin

Make a strong tea with the rosemary or thyme added to boiling water. Let steep 10 minutes. Add honey and tincture of benzoin. Mix well. Bottle and label.

Apply the toner with a clean cotton ball morning and night. This toner tightens pores and returns skin to its normal balance.

Woodland Pine Astringent

1 cup pine needles
½ cup distilled water
¼ cup witch hazel

Place water and pine needles in a saucepan and bring to a boil. Cool and strain. Pour the solution into a bottle and add the witch hazel. Store it in the medicine cabinet.

Apply the astringent with a cotton ball all over the face.

FOR THE BATH

What better way to give yourself a bit of luxury than an exotic soak in the tub. Take 20 minutes to float away your cares and woes while you beautify your body. If you make your own bath products, you can afford to luxuriate any time.

Bath Oils & Soaks

Cleopatra's Bath

½ cup powdered milk
½ cup dried, powdered rose petals
handful dried, loose rose petals

Mix the dried milk and rose petals well. Store them in a plastic bag until you're ready to use them. You can mix up a large batch of bath bags to have them on hand.

Add the packet to a warm bath. It will soften skin and make you feel like a queen. Add a few fragrant dried rose petals to float on the water. Pick them out before draining the water.

Relaxing Bath Oil

1 tablespoon red turkey oil
1 drop lavender essential oil
2 drops rose essential oil or 9 drops rose-geranium essential oil

Mix red turkey oil, lavender essential oil, and rose-geranium essential oil. Use 1 tablespoon per bath. Double or triple this recipe to have it on hand.

Red turkey oil, derived from castor oil., mixes completely with water and doesn't just coat the surface of the bathwater. Avoid red turkey oil if allergic.

Refreshing Bath Cream

2 tablespoons liquid lanolin
6 drops lemon-verbena essential oil
4 drops peppermint essential oil

Mix the lanolin, lemon-verbena essential oil, and peppermint essential oil well and add to the bathwater. Soak no longer than 20 minutes. This bath cream is very cooling on a hot day.

Fancy Love Bath

2 tablespoons olive oil
6 drops sandalwood essential oil
3 drops rose essential oil

Mix the olive oil and the sandalwood and rose essential oils into running bathwater. Swirl to mix, and sink in for a nice 20-minute soak.

Ultimate Bath Oil

¾ cup peanut oil
¼ cup olive oil
¼ cup rosewater
40 drops lavender essential oil
20 drops chamomile essential oil
18 drops geranium essential oil

Mix the peanut and olive oil, rosewater, and the lavender, chamomile, and geranium essential oils well. Pour the bath oil mixture into a squeeze bottle. This recipe makes enough for eight baths. Use 2 tablespoons per bath.

This recipe is based on an old remedy used to soften and beautify skin and to get rid of blemishes and marks. I included essential oils for added benefit.

Herbal Infusion Baths

Try these herbs in a strong tea, using about 1 tablespoon fresh or 2 teaspoons dried herb to 1 cup boiling water. Steep for 10 minutes. Then add the herbal tea to your bathwater for a wonderful soak.

Chamomile: soothing to inflamed skin
Lavender: relaxing; relieves mild burns and headaches
Rose Petals: uplifting; balancing; good for aging skin
Mint: invigorating; cooling
Hyssop: calming
Thyme: stimulating; relieves headaches and muscle pain
Eucalyptus: stimulating; aids skin healing; soothes aches and pains; relieves cold symptoms

Bath Foams & Bubbles

Fizzy Bath Salts

½ cup cornstarch
½ cup citric acid
1 cup baking soda
10 drops eucalyptus essential oil
6 drops lemon-verbena essential oil
4 drops peppermint essential oil

Mix the cornstarch, citric acid, baking soda, and the eucalyptus, lemon-verbena, and peppermint essential oils very well. Store the fizzy bath salts in a well-sealed container.

Add 1 cup to the bath. It will bubble and fizz delightfully. This recipe makes two baths.

Sweet Vanilla Bubbles

2 cups olive oil or sweet almond oil
1 cup mild liquid soap
2 tablespoons vanilla extract
½ cup honey

Blend the olive or sweet almond oil, liquid soap, vanilla extract, and honey. Store in a squeeze bottle. Add 2 tablespoons or more per bath.

Lavender Bubble Indulgence

2 cups mild liquid soap
½ cup glycerin
2 teaspoons sugar
40 drops lavender essential oil

Mix the liquid soap, glycerin, sugar, and lavender essential oil well. Use 3 tablespoons per bath for lots of fragrant bubbles.

Sweet Heaven Bubble Bath

1 cup mild, unscented liquid soap
1 cup honey
2 tablespoons olive or sweet-almond oil
2 tablespoons almond extract
2 tablespoons glycerin

Mix the liquid soap, honey, olive or sweet-almond oil, almond extract, and glycerin well. Use 2 tablespoons per bath.

Bath Bags

These bath bags make wonderful scrubbers. Bath bags are easy to use. These simple potions can smooth and beautify skin, relieve sore muscles, banish headaches, or wash away stress. They also make great gifts for anyone who enjoys a relaxing bath or, if you wish, an invigorating soak.

You can make several and store them for bath time. Pack the bath bags into large plastic bags or in a large glass jar and seal.

You can make the bath bags out of muslin, a washcloth, or dish towel, cut into a length that makes 4- to 6-inch squares when folded and sewn. One washcloth can make two small bags. You'll need thread to stitch up the bag and twine or string to tie the bag shut at the top. Leave a loop of twine loose from the bag tie so that you can hang the bag over a spigot. For fancy bags, you may want to add lace and ribbon.

Making the Bag

For the bag, you'll need muslin, cut to washcloth size for each bag, and twine. Place a handful of the desired herbs in the middle of the muslin. Add ½ cup of mild soap flakes. Tie the muslin cloth into a bag, trim the top, and leave enough twine to dangle the bag from the spigot as water fills the tub.

In your bath, swish the bag around, and rub it over the body to cleanse and soap up. When done with your bath, squeeze excess water out of the bag and hang it up to dry. You can use a bath bag about two to three times before disposing of it.

Hint: Buy a small quantity of pretty kitchen towels or bath washcloths in colors that match your décor or that work with particular holidays or seasons.

Easy Bath Bags

First, choose a handful of the desired herb(s) for the effect you want.

Oily Skin: eucalyptus leaves, lemongrass, rosemary, thyme

Dry Skin: lavender, chamomile, rose petals

Relaxation: lavender, rose, catnip, hyssop

Invigorating: rosemary, thyme, mint, lemon verbena, basil

Aching Muscles: sage, bay leaves, rosemary

Follow directions for Making the Bag on pp. 218–219.

Rose-Milk Bath Bags

¼ to ½ cup powdered milk
¼ to ½ cup powdered rose petals
3 to 6 drops rose essential oil

For the rose milk, use ¼ to ½ cup powdered milk and add ¼ to ½ cup powdered rose petals. To powder the dried rose petals, use a blender or food processor. Add a few drops of rose essential oil to each bag, if you wish. This luxurious bath bag soothes aging skin and relieves headaches and grief.

Cut muslin into squares that are washcloth size. Make them half as big if you want smaller bags. Fold them in half and sew up the sides to make a little bag. You can make them plain, tying them closed with string, or fancy, adding a drawstring closure and lace.

Lemon-Zing Bath Bag

2 tablespoons grated mild soap
½ cup dried peppermint leaves
16 drops lemongrass essential oil

Cut a washcloth in two to sew two little bags. Mix the grated soap, peppermint leaves, and lemongrass essential oil. Into each bag, put half the recipe. Tie each bag with twine and use it in the tub or shower. These filled bath bags can be used only once. You can keep the washcloth bags and refill them with new ingredients.

Oatmeal Bath Bags

handful rolled oats
handful lavender
10 drops lavender essential oil

In the middle of the cloth, put the rolled oats and lavender buds. You can make the scent stronger by adding 10 drops of lavender essential oil to each baggie.

Tie each bag up with twine and loop the twine so that you can hang it over the faucet or spigot as water fills the tub. Or simply soak the bag with water in the shower and use it as a scrubber. Squeeze and rub the bath bag all over the body.

This milky bath is great for dry skin and soothes itchy skin. Lavender is very relaxing. Each bag can be used twice; just squeeze out excess water and hang it up to dry.

Rose-Petal Bath Bag

handful rose petals
2 to 6 drops rose essential oil (optional)

This bath bag acts more like a tea, since the essential oil from the rose petals is released into the hot bathwater. To make fancy bath bags, tie them in little white muslin bags or rose-colored washcloths. Use pink lace and ribbon, if you like. Add a few drops of rose essential oil to each to make the scent stronger. Leave a few dried rose petals out to float atop the water or use fresh petals from a single rose. Heavenly!

Substitutions: You can substitute mint leaves, chamomile, or rosemary for the rose petals and have a luxurious herbal-tea bath soak any time.

Bath Salts & Powders

Bath salts are a good way to soak out the body's toxins as well as to balance skin pH levels. They leave the skin feeling silky soft and smooth. The herbal body powders help deodorize and make you feel fresh on hot days. They also help heal skin.

Epsom Salts Soak #1

3 cups Epsom salts
12 drops or ¼ teaspoon glycerin
2 to 4 drops food coloring
10 drops (total) essential oils, your choice

Mix Epsom salts, glycerin, and food coloring until salt crystals are well colored. Put ½ cup of the mixture into separate little plastic bags. To each bag, add up to 10 drops (no more) of soothing essential oil.

You can choose more than one essential

oil, if you wish, but do not exceed the total of 10 drops for all essential oils combined. Each bag makes one bath. This bath helps with achy or tired muscles and sends you off to a deep sleep.

Epsom Salts Soak #2

1 cup Epsom salts
2 cups borax
1 cup sea salt
¼ cup clay powder
64 drops (total) essential oils, your choice

Mix the Epsom salts, borax, and sea salt well. Then add the clay powder. Work the essential oils into the mixture.

Put the ingredients, using ½ cup per bath bag, in muslin bags with drawstrings or pretty ribbons. Use one bath bag for your bath.

Easy Bath Salts

2 cups Epsom salts
1 cup baking soda
1 cup sea salt
64 drops (total) essential oils, your choice
3 to 5 drops food coloring (optional)

Mix the Epsom salts, baking soda, sea salt, and essential oils well. Add food coloring, if you wish. Add ½ cup of these easy bath salts to your bathwater and enjoy.

This recipe makes eight baths. Place the bath salts in a pretty, decorative jar and seal tightly. Use a scoop to pour the bath salts into warm bathwater. If the bath salts cake, just use the scoop to break them up.

Substitutions: You can omit the sea salt and use 2 cups baking soda instead of 1 cup baking soda and 1 cup sea salt.

After-Bath Dusting Powders

Healing Body & Foot Powder

1 cup powdered cosmetic clay
1 cup powdered arrowroot
2 tablespoons powdered lavender buds
2 tablespoons powdered peppermint leaves
40 drops tea-tree essential oil

Blend the lavender buds and the peppermint leaves in a blender. Mix the cosmetic clay and arrowroot with the lavender buds and peppermint leaves. Add the tea-tree essential oil and mix completely.

Store this healing body and foot powder in a sealed jar. Apply it to clean skin as needed or twice a day. It helps reduce body odor and relieves rashes and athlete's foot.

Herbal Dusting Powder

2 cups cosmetic clay powder
2 cups slippery-elm powder
2 cups cornstarch
2 cups powdered rose petals
40 drops (total) essential oils

In a large bowl, mix the cosmetic clay, slippery elm, cornstarch, and rose petals. Work in the essential oils of your choice, using no more than 40 drops total.

Store this herbal powder in sealed jars with a large cotton ball or powder puff. Dust the body liberally after the baths to scent. The powder also absorbs perspiration.

SLEEP POTIONS & DREAM PILLOWS

Sleepy Teas

Herbal teas have enjoyed a long history. Originally, these teas were brewed for medicinal purposes, not for pleasure. Their pleasing tastes were simply an added bonus. Fortunately, they are very healing, and many herbs can help you relax or indeed help send you off to dreamland. Since many of us have trouble getting to sleep from time to time, it's nice to be able to reach for a warm cup of herbal tea to aid us. Choose an herb or blend that suits your taste. Consult the list of Popular Sleepy-Tea Herbs on p. 232.

Some teas rise and fall in popularity. Catnip was a favorite tea in England before Chinese teas, like the familiar black *Camellia* varieties, were introduced.

How to Prepare Herbal Teas

When making an herbal tea, begin with fresh water. Bring the water to a boil, toss in 2 teaspoons fresh or 1 teaspoon dry herb for each cup brewed. Remove from heat and let steep covered for 5 to 10 minutes. Strain and sweeten with honey, if you wish.

Simples

A simple herbal blend consists of one type of herb brewed and sipped. Perhaps you favor chamomile with its fruity, applelike taste or lavender with its sweet, exotic taste (my favorite).

Drink no more than 3 cups per day. The best time of day to drink sleepy-time tisanes is at the end of the day, right before bedtime.

Popular Sleepy-Tea Herbs

Try one of these herbs in boiling water to make a tea when you want to get to sleep.

Chamomile: calms and relaxes.
Catnip: acts as a sedative.
Lavender: relieves migraines; relaxes; sedates.
Lemon Balm: refreshes body and mind; helps reduce anxiety, depression, and nervousness.
Rose: calms the mind and body; reduces stress; encourages sleep.
Sage: calms nerves; banishes headaches.
Sweet Marjoram: calms; warms; helps relieve insomnia, tension, and headaches.
Valerian Root: acts as a tranquilizer; helps relieve insomnia, frayed nerves, and migraine headaches.

Softly-to-Sleep Tea Blend

½ cup dried chamomile flowers
½ cup dried lemon balm
¼ cup dried catnip

Blend the chamomile, lemon balm, and catnip well. To help you sleep, use 1 teaspoon per cup of boiling water. Sip slowly. Store the tea in a tightly sealed jar.

Sleepless Nights Tea Blend

½ cup dried chamomile
½ cup dried sweet marjoram
¼ cup dried thyme
¼ cup dried sage

Blend the dried herbs chamomile, sweet marjoram, thyme, and sage. Store the tea in a sealed container. Use 1 teaspoon per cup boiling water. Sweeten to taste.

Magic Nights Tea Blend

1 cup dried lavender
1 cup dried peppermint
1 cup dried rose petals
1 teaspoon nutmeg

Blend the lavender, peppermint, rose petals, and nutmeg well. Store the tea in a sealed bag or jar. This tea is very tasty and soothing. Before bed, brew a cup of tea with 1 teaspoon of this herbal mix with 1 cup boiling water.

Valerian Sedative Tea

½ teaspoon powdered valerian root
cinnamon stick or ⅛ teaspoon cinnamon
1 cup boiling water
honey (optional)

Pour the boiling water over the valerian root. Cover and let steep for 10 minutes. Strain and add the cinnamon and honey to taste. This tea is for when you really need to get to sleep. Be careful not to overuse it. Overdosing can cause the opposite reaction. It's best to sip just 1 or 2 cups on rare occasions.

Dream Pillows

Especially popular in the Victorian era, dream pillows were made with silks and fancy laces. The herbs inside lent their scents and helped lull people off to dreamland. You can make your dream pillows as elaborate or as plain as you wish. Gentle herbs with pleasing scents, like lavender, chamomile, and rose, are good for making dream pillows for children. They seem to help banish nightmares.

Dream Pillow Basics

You'll need some fabric and dried herbs. You want to create a small, flat pillow that can be slipped between the pillowcase of the sleeper's regular pillow. Decorate it as you wish. Add enough herbs to make a flat pouch, and, if you wish, add 5 to 10 drops of a corresponding essential oil before sewing the pillow closed.

Lavender Dream-Pillow Mix

6 tablespoons lavender buds
6 drops sandalwood essential oil
4 drops ylang-ylang essential oil

For this pillow, add sandalwood and ylang-ylang essential oils to the lavender buds. This pillow mix will encourage a deep, relaxing sleep and good dreams.

Psychic Dream-Pillow Blend #1

1 part rosemary
1 part valerian
1 part hops
1 part jasmine

Mix equal amounts of the dried herbs and fill your dream pillow. This pillow helps you sleep deeply and soundly, banishes headaches, and encourages psychic dreams.

Psychic Dream-Pillow Blend #2

½ cup sweet marjoram
¼ cup mugwort
1 teaspoon cloves
5 drops frankincense essential oil

Mix the sweet marjoram, mugwort, and cloves. Add the frankincense essential oil. This blend encourages prophetic dreams and visions.

Nervous Nellie Dream Pillow

¾ cup lavender
¼ cup bergamot
¼ cup rose petals
4 to 5 drops ylang-ylang essential oil

Mix the dried lavender, bergamot, rose petals, and ylang-ylang essential oil. Stuff a little pillow. This dream pillow helps soothe frazzled nerves.

Dream-Pillow Blend

½ cup sweet woodruff
¼ cup lavender
2 tablespoons hops
2 tablespoons rosebuds
2 tablespoons rosemary
1 teaspoon cinnamon or orrisroot powder

Blend the sweet woodruff, lavender, hops, rosebuds, and rosemary. Add the cinnamon or orrisroot powder. Slip the herbal blend into little pillows.

Relax for a soothing sleep.

Knockout Dream Pillow

¾ cup dried chamomile flowers
¼ cup dried clary sage
4 drops clary-sage essential oil
3 drops jasmine essential oil

Mix the dried chamomile flowers and dried clary sage. Add the clary-sage and jasmine essential oils. Use this pillow for those nights when nothing else will do.

Eye Pillows

These little pillows are made to lie across the eyes (4×10 inches or 10×25 cm). Eye pillows are great when you have eyestrain or want to take a short nap. They also block out light, and the relaxing scent of the herbs helps, too.

Lavender Eye Pillows

¼ cup lavender buds
¼ cup flaxseed or rose petals
4 to 6 drops essential oil

For a great eye pillow, mix equal amounts of lavender buds with flaxseed. Add a few drops of essential oil of your choice.

Substitutions: You can substitute rose petals for the flaxseed. You could also mix half lavender with half rose petals and keep the flaxseed. Add a few drops of essential oil(s), if you wish.

Sleep Salves

These sleep salves or rubs help you get to sleep. They work when the skin absorbs the properties of the herbs and essential oils.

Dreamy Cream

½ cup olive oil
2 teaspoons melted beeswax
1 teaspoon mugwort
½ teaspoon rosemary
½ teaspoon spearmint
½ teaspoon sage
½ teaspoon lavender
2 capsules or ¼ teaspoon vitamin E oil

Gently warm the olive oil. Add the dried mugwort, rosemary, spearmint, sage, and lavender. Let steep overnight. Strain. Heat gently, adding the beeswax to the mixture and melting it. Remove from heat. Add the vitamin E oil and pour the salve into containers to harden. At bedtime, rub the salve into your temples to encourage sleep.

Lavender Oil Rub

2 cups peanut oil
1 cup lavender buds

Place lavender buds in the peanut oil and seal the jar. Set in a sunny window for 1 week, shaking regularly. Strain. Rub the lavender oil into the temples, neck, and hands before bedtime to help send you to sleep.

Warming Orange & Lavender Rub

2 tablespoons warmed vegetable oil
5 drops lavender essential oil
5 drops sweet-orange essential oil

Warm the vegetable oil. Add the lavender and sweet-orange essential oils. Rub the oil into the temples before slipping into bed.

Calming Carbohydrates

Scientists have recently discovered that carbohydrates (refined carbohydrates seem to work best) help calm body and mind and can put us to sleep. You need just an ounce or two (30 to 60 g) of carbohydrates to do the trick, though it takes about 20 minutes for the effects to set in.

Protein, eaten in late evening, may keep us awake. Protein is helpful when you need to be alert, say, for an important meeting.

Onion Sandwich Sleep Remedy

thinly sliced onion
2 slices bread
butter

A traditional remedy for insomnia is to eat a thinly sliced onion between two slices of buttered bread shortly before bedtime.

More Sleep Remedies

Wet-Towel Sleep Cure

In the summer heat, wet a towel with cool water and wrap it around the head. Lie down. This is helpful when you are overheated, since it both cools you down and relaxes you.

Hops Sleep Bitters

½ cup hops
4 tablespoons orange peel
2 teaspoons cardamom
2 teaspoons cinnamon
½ teaspoon cloves
1 cup vodka
4 cups sherry wine
1 cup simple syrup
water

Soak the hops, orange peel, cardamom, cinnamon, and cloves in the vodka and sherry for 1 week. Strain and add the syrup and enough water to make 1 gallon (or about 3.8 liters). Mix well and seal. Use as needed.

Sip a wineglass of the bitters at bedtime.

Quieting Children

Mellow Scents

2 to 6 drops clary-sage or lavender essential oil

Place a few drops of clary-sage essential oil on a cotton ball, and place it underneath the pillowcase. You can also put a few drops of lavender essential oil on the collar of a child's pajamas to slow the child down and send him to sleep.

Milk & Honey Soother

small glass buttermilk
1 teaspoon honey

To calm a hyperactive child over age three, warm some buttermilk and mix in 1 teaspoon of honey. Have the child drink this before bedtime.

Part 3

PET CARE

In this part, you'll find remedies designed to ease your pet's simple ills. You'll also learn ways to prevent and protect your pet against fleas and other parasites. You'll delight in recipes for homemade goodies for the dogs, cats, or birds in your life. Other easy-to-make products will enhance your pet's appearance. Catnip toys will intrigue your cat. You'll discover remedies to help your canary, parakeet, or parrot feel tops. Wild bird feed will bring more birds to your windows.

Remember that for pets, a little goes a long way. Give them very small amounts of the remedies, as directed. Also do not give a small cat, dog, or bird the same amount you would a larger one. Kittens and puppies would take a half dose of any grown-up pet remedy.

Animals do not respond the same way humans do to certain substances. For instance, animals react badly to tea-tree essential oil, although it has been found in many books as a topical remedy for both humans and animals.

Do not give a cat aspirin, willow, or yarrow, since all contain salicylates, which can be fatal for cats. Cats must also be kept away from some plants, like oleander.

REMEDIES FOR CATS

Arthritis & Rheumatism

Older cats may suffer from arthritis or rheumatism. You can give them a little relief with these remedies.

Comfrey Juice

2 cups boiling water
3 to 4 comfrey leaves
1 teaspoon dried or 1 tablespoon fresh hops leaves

Pour the boiling water over the comfrey leaves. Add the dried or fresh hops leaves. Let the mixture soak. Strain. Give your cat 20 to 30 drops in water for pain.

Valerian Pain Tincture

1 teaspoon valerian root
1 tablespoon St.-John's-wort leaves
1 cup distilled water
½ cup honey

Bring the water to boil and add valerian root. Let simmer for 10 minutes. Remove the pot from heat. Add St.-John's-wort. Let cool. Mix well with the honey. To use, add 20 drops to the cat's water or to a little milk as needed.

Catnip Tea

1 teaspoon dried or 2 teaspoons fresh catnip
1 cup boiling water

Make a catnip tea as you normally would, using fresh or dried catnip and boiling water. Steep for 5 minutes. Pour out 2 tablespoons to cool for kitty to relieve pain.

You can drink the rest, and both of you will feel much better. Soothing catnip tea aids digestion and relieves pain. It relaxes and calms humans, too. Catnip, as you've probably discovered, acts like a narcotic for cats. Your feline will love this.

Old Cats' Balm-of-Gilead Rub

½ cup balm of Gilead buds
water
4 (400 I.U.) capsules or ½ teaspoon vitamin E oil

Pour boiling water over the balm of Gilead buds, using just enough to cover the herb well. Let cool and strain. It will become a gel-like substance. Add the vitamin E oil and mix well. To use, rub the gel into affected areas and along the spine. Store in a closed container.

Sometimes as we age, our joints become stiff and painful. The same thing can be true for cats. You can massage this rub into the cat's spine and hind legs to relieve the stiffness. It's OK if the cat licks this mixture, since that will enhance its effects.

Allergies

Cat Anti-Itch Lotion

1 teaspoon dried comfrey
1 teaspoon dried goldenseal
1 teaspoon dried myrrh
1 teaspoon dried elder
½ teaspoon cayenne pepper
1 cup boiling water
1 cup aloe-vera juice

Mix the dried comfrey, goldenseal, myrrh, and elder. Add the cayenne pepper. Pour the boiling water over the herb mixture, cover, and let cool. Add the aloe-vera juice. Mix well. Rub into affected areas.

This remedy is good for itching and fur loss caused by fleas and contact allergies.

Castor Oil Allergy Cure

With the evening meal, add 4 drops of cold-pressed, cold-processed castor oil on top of the cat's food until you see a change. This helps cleanse the system of toxins and helps cure any type of allergy. It will also make the cat's coat nice and shiny.

Do not continue more than 2 weeks.

Garlic & Goldenseal Cure

2 tablespoons powdered garlic
2 tablespoons powdered goldenseal
¼ cup olive oil

Mix the powdered garlic and goldenseal well. Add the olive oil and blend. Add 20 to 30 drops to the cat's food every evening until you see results. This tonic will help balance and support your cat's immune system so that allergies won't be a problem.

Kidney Disorders

You'll know your cat is having problems if you notice a change in the cat's frequency or desire to eliminate. A clue is if the cat begins urinating in strange places, outside the litter box. If you suspect this is the problem, give the cat this tonic in its water for a week. To keep things going smoothly, dose the cat once a month or so.

Cornsilk Kidney Strengthener

2 tablespoons burdock root
2 cups water
2 tablespoons garlic powder
handful fresh or dried corn silk

Add the burdock root to the water and boil for 10 minutes. Remove from heat and add the garlic powder and corn silk. Cover and let cool for 20 minutes. Strain. Add 2 tablespoons to the cat's drinking water each day until symptoms are gone.

This remedy banishes all feline urinary-tract problems.

Digestion & Fur Balls

When your cat is not feeling well and becomes lethargic, you can give it a digestive aid. Cats, because of their grooming habits, have trouble with fur balls. Fur balls give cats constipation and a generally yucky feeling. Try the fur ball treatment here.

Fur Ball Treatment

½ teaspoon olive oil or petroleum jelly

Add ½ teaspoon of olive oil nightly to the food. Or, take a dab of Vaseline petroleum jelly and place on the front paw. Many cats love petroleum jelly and lick it off the paw; this will help ease the fur ball out of the cat's system. You can also use this treatment for prevention.

Fennel & Chamomile Digestive Aid

1 teaspoon fennel seeds
1 teaspoon dried or 2 teaspoons fresh chamomile
1 cup boiling water

Pour the boiling water over the fennel seeds and chamomile. Cover and steep for 10 minutes. Strain and mix well.

Use this digestive aid when you notice that your cat is not eating well or becoming lethargic. Mix 1 tablespoon with a little olive oil and tuna and feed it to your pet. It will help relieve constipation and other digestive ills.

Wounds, Skin Ailments & Ear Mites

Calendula & Lavender Skin Ointment

1 teaspoon calendula petals
1 teaspoon lavender buds
2 tablespoons peanut oil
2 tablespoons vitamin E oil

Cover the calendula petals and lavender buds with the peanut oil and vitamin E oil. Place the mixture in a sunny window and steep for 2 weeks. Strain. Rub on the cat's wounds and problem skin.

Sulfur Ointment

powdered sulfur
vegetable shortening

Mix equal amounts of powdered sulfur and vegetable shortening. Store this in a closed container and keep it handy for emergencies. Rub a little ointment into the cat's wounds, sores, or problem skin to promote quick healing.

This ointment is also good for dogs, cows, horses, or almost any animal.

Ear Mite Remedy

handful wormwood
½ cup warmed olive oil

Place the wormwood in the warmed olive oil. Let steep several days. Strain. Dip a cotton swab into this oil and swab the ear lightly to get rid of ear mites.

You can tell if there's a problem with ear mites if your cat's ear is dirty-looking and red or inflamed.

Sore Paw Relief

aloe-vera leaf
castor oil

For sore paws, split an aloe-vera leaf and rub over the pads. You can also rub castor oil into the pads to help heal the skin.

Respiratory Disorders

If your cat has caught a cold and you find him or her sneezing, take action right away.

Thyme Tea

1 tablespoon thyme
½ cup boiling water
honey

Make a tea of thyme, using the thyme and boiling water. Mix with a little honey and give the cat 1 teaspoon twice a day for congestion.

Cold Congestion Rub

eucalyptus essential oil

Use 1 drop eucalyptus essential oil for each footpad. Rub the eucalyptus essential oil into the cat's footpads twice a day.

Chest Congestion Remedy

4 drops thyme essential oil
1 teaspoon powdered ginger
1 tablespoon linseed meal

Mix the thyme essential oil, ginger, and linseed meal with a little water to form a bunch of little pills. Set the pills aside to dry and store them in a sealed plastic bag. Give your cat one pill each night until you see improvement.

Cat's Room Mist

3 drops frankincense essential oil
2 drops eucalyptus essential oil
2 drops hyssop essential oil

Cats are very sensitive to scent; go easy. You can use a diffuser, room humidifier, steam vaporizer, or electric potpourri burner to scent the air.

Enclose the cat in a room, and set up your method for getting the scent into the air. Add the frankincense, eucalyptus, and hyssop essential oils to the water of an electric potpourri burner. Let the burner run for an hour.

Try this once a day for several days. The cat should find the scent relaxing, and it should help ease your pet's breathing.

Eye Infections

Eyebright

¼ cup dried eyebright
1 cup vodka

Make a tincture by adding the dried eyebright to vodka. Let the mixture sit in a sunny window for 2 weeks. Strain with a coffee filter.

To treat your cat's eye problems, dilute this tincture in a little water, and apply to the eye with an eyedropper. Apply twice a day until symptoms disappear.

This is helpful for pink eye and other eye infections.

Cat's Eye Wash

2 tablespoons comfrey root
2 tablespoons bruised fennel seeds
1 cup distilled water

Bring the water to a boil and add the comfrey root and fennel seeds. Remove from heat. Cover and let steep until cool. Strain. To use, apply several drops in each eye daily until you notice improvement.

After you prepare the eye wash, keep it refrigerated. Let the eye wash come to room temperature before applying it to your cat's eyes.

Fungus & Mange

Tobacco & Salt Treatment

4 cups boiling water
4 tablespoons tobacco
3/8 cup table salt

You can also try this remedy. Bring the water to boil. Add the tobacco, reduce heat, and simmer. Strain. Add the table salt and mix well. Bottle and label. Wash the area of hair loss and rub this lotion into the skin well.

This treatment helps rid your pet of fungal infections and mange.

REMEDIES FOR DOGS

Arthritis & Rheumatism

Old dogs, just like you and me, can with injury or age develop stiff, inflamed joints and move painfully.

Dog's Pain Reliever

2 cups water
1 tablespoon valerian root
2 tablespoons fenugreek seeds
2 tablespoons chamomile
½ cup aloe-vera juice

Bring the water and valerian root to a boil and boil for 10 minutes. Remove from heat. Add fenugreek seeds and chamomile. Steep until cool. Strain. Add the aloe-vera juice. Pour ¼ cup of this pain reliever into the dog's drinking water.

This pain reliever is good for older dogs that have trouble getting around because of stiff joints. It helps relieve pain and inflammation.

Dog's White-Willow Arthritis Rub

- 1 tablespoon white-willow leaves
- ½ cup witch hazel
- 4 drops rosemary essential oil
- 2 drops lavender essential oil

Place the willow leaves in the witch hazel and let steep for 2 weeks. Strain. Add the rosemary and lavender essential oils and mix well.

To use, rub on the dog's spine, hips, and legs. Be gentle and careful as you massage the muscles well. It's good to have this arthritis rub on hand. Do not use for cats.

Dog's Vinegar & Herb Arthritis Rub

1 tablespoon St.-John's-wort
1 tablespoon rosemary
2 tablespoons cayenne pepper
4 cups apple-cider vinegar

Bring the apple-cider vinegar to a gentle boil. Add the St.-John's-wort, rosemary, and cayenne pepper and remove from heat. Cover, let cool, and strain.

Rub into affected areas twice daily or when you notice that the animal is stiff or in pain.

Dog's Pain-Relieving Cream

½ cup or more boiling water
2 tablespoons licorice root
2 tablespoons yarrow
2 tablespoons balm of Gilead buds
2 to 3 capsules (¼ to ⅜ teaspoon) vitamin E oil
2 to 6 tablespoons vegetable shortening

Pour enough boiling water over the licorice root, yarrow, and balm of Gilead buds to submerge them. Cover and let cool. Strain and squeeze out the liquid. Add vitamin E oil. Whip this mixture with enough vegetable shortening to make a thick cream.

Massage into the dog's spine and hips to help relieve pain. Rub in well or else this cream can be messy.

Allergies & Itching

For allergies and itching from a host of causes, try one of these remedies.

Dog's Itchy Skin Relief

6 cups water
4 tablespoons St.-John's-wort
4 tablespoons tobacco
2 cups limewater

Bring the water, St.-John's-wort, and tobacco to a boil. Reduce heat to simmer for 15 minutes. Strain. Add the limewater. Mix well and apply to freshly washed hot spots or inflamed areas.

This helps heal itchy skin, hot spots, or sores caused by mange.

Itching Relief

olive or peanut oil
thyme or rosemary

Fill a Mason jar half-full of olive or peanut oil. To this, add as much thyme or rosemary as the oil will cover. Let steep for 2 weeks. Strain. Rub into the dog's itchy skin. This remedy helps heal inflamed, itching skin, and it prevents infections from scratches.

Bee Pollen Remedy

bee pollen

If you suspect allergies, you can try feeding your dog ½ teaspoon of bee pollen in the dog's food every day. Bee pollen is full of vitamins and minerals.

Anti-Allergy Tonic

2 cups vinegar
4 tablespoons cod liver oil
2 tablespoons powdered garlic
5 tablespoons desiccated liver powder
4 tablespoons bonemeal powder

Mix the vinegar, cod liver oil, garlic, liver powder, and bonemeal well. Refrigerate. Shake before use. Mix 3 tablespoons into the dog's daily food rations.

Digestion

Any animal can benefit from dill. It helps release excess gas while easing upset stomachs. Peppermint is also helpful for upset stomachs.

Dill Digestive Tea

1 teaspoon dried or 1 tablespoon fresh dill weed
1 cup boiling water

Pour boiling water over the dill weed. Let this cool to room temperature and strain. Add ¼ to ½ cup of the dill tea, depending upon the animal's size, to the drinking water.

Substitution: You can substitute peppermint for the dill, since it is a good digestive and helps calm nervous stomachs.

Aloe-Vera Digestion Tonic

2 tablespoons comfrey leaves
2 tablespoons red clover
2 tablespoons chamomile
½ cup distilled water, enough to cover herbs
½ cup or more aloe-vera juice

Bring water to boil and pour over the comfrey leaves, red clover, and chamomile. Cover and let cool. Strain. Add the aloe-vera juice in an amount equal to that of the herbal liquid and mix well. Refrigerate. Squirt 2 droppers of this down the dog's throat twice a day.

This tonic helps reduce all digestive problems as well as constipation.

Peach-Bark Vomiting Remedy

4 cups water
1 cup shredded peach-tree bark

Bring the water to a boil and add the peach-tree bark. Reduce heat to simmer for 15 minutes. Steep covered until cool. Strain and refrigerate.

Add ½ cup of this peach-bark tea to 1 cup water. Encourage the animal to drink if it is weak. Repeat up to three times daily.

If the digestion is very upset or your dog has been ill and you need to control vomiting, this is a helpful remedy.

Old Wound Remedy

grated carrots or mashed turnips
powdered charcoal

Apply grated carrots to the wound or scratch twice a day. Boiled, mashed turnips, applied twice a day, are also good for healing a dog's wounds. You can also add powdered charcoal to the grated carrots or mashed turnips.

Calendula Wash

2 cups distilled water
1 tablespoon calendula petals
1 tablespoon echinacea
1 tablespoon St.-John's-wort

Bring water to boil, add the calendula

petals, echinacea, and St-John's-wort. Remove from heat. Cover, let cool, and strain. Use a cotton ball to daub over the dog's sores, wounds, and scrapes.

This wash helps heal open wounds and nerve endings and prevents infections.

Sore Footpad Remedy (Dogs Only)

handful white-willow bark, twigs, or leaves
water

Place a handful of white-willow bark, twigs, or leaves in a pan. Cover the white willow with water and bring to a boil. Remove from heat and allow the mixture to steep until cool. Strain. To use, apply with a cotton ball to your dog's sore footpads or to clean wounds and sores. Do not use this on cats.

Caution: Willow has the same pain-relieving properties as aspirin. However, willow, like aspirin, can be fatal to cats. This is also true of yarrow and other herbs containing salicylic acid. So, only use willow or yarrow for your dog.

Yarrow & Thyme Healing Drops

2 tablespoons glycerin
3 drops yarrow essential oil
3 drops thyme essential oil

Mix the glycerin and essential oils well. Using a dropper, apply to wounds.

This remedy helps the dog's wounds heal very fast, and it gets rid of infection. Do not use this remedy for cats.

Wart Remedies

tar, basil leaf, or tea-tree essential oil

Sometimes dogs and other animals get warts, just as humans do. Warts are said to be caused by a virus. Here are some old-time cures.

Farmers have traditionally used tar. Daub some tar on the wart; often a second application is not needed.

Instead of using tar, you can rub the wart with a basil leaf twice a day. Or give the animal a few drops of tea-tree essential oil in its drinking water every day.

Mullein Ear Drops

2 tablespoons mullein
2 to 4 tablespoons olive oil
1 capsule or ⅛ teaspoon vitamin E oil

Place the mullein in a small jar and cover it with olive oil. Let the mixture steep in a sunny window for 2 weeks. Strain and add vitamin E. Put several drops in the dog's infected ear.

These ear drops heal any type of ear infection. Ear infections are easy to spot. There may be an odor, discharge, or secretion. The animal may shake its head or rub the infected ear.

Castor Oil Drops: As an alternate remedy, you can add 3 to 6 drops of cold-pressed, cold-processed castor oil into the ear. It heals infections in no time.

Kidney Infections

If you don't walk your dog often enough, it may develop kidney or bladder infections.

Plantain Kidney Tonic

handful plantain leaves
2 cups boiling water

Place a small handful of plantain leaves in boiling water. Cover and steep for 30 minutes. Strain and add ¼ cup of this plantain tea to drinking water. Do this daily until symptoms disappear.

This tonic is great for kidney or bladder infections. It acts as a tonic and has high amounts of the needed, healing minerals.

Respiratory Disorders

Eucalyptus Chest Rub for Dogs

2 tablespoons peanut oil
5 drops eucalyptus essential oil
2 drops peppermint essential oil
2 drops lavender essential oil

Mix the peanut oil and the eucalyptus, peppermint, and lavender essential oils. Place a small amount of the chest rub on the palm of your hand and rub it into the dog's chest as well as behind the ears.

Eucalyptus Inhaler

eucalyptus leaves

Make a small pillow of eucalyptus leaves to lay in the dog's bed. Your dog will inhale the cleansing, antiseptic aroma as it sleeps. Eucalyptus opens breathing passages.

Cold & Cough Remedy for Dogs

2 cups apple-cider vinegar
2 tablespoons goldenseal
2 tablespoons licorice root
2 tablespoons thyme
2 crushed garlic cloves
2 cups honey

Soak the herbs in apple-cider vinegar for at least 2 weeks. Strain. Add the honey. When you notice your dog cough or have congestion, place about 2 tablespoons of this over a small amount of food. Dose the animal several times a day. Use less for small dogs.

Fungus & Ringworm

Chamomile & Lavender Antifungal Wash

1 cup boiling water
2 chamomile tea bags
2 drops lavender essential oil
1 cup honey

Make chamomile tea using 2 tea bags and the boiling water. Let the tea cool to room temperature. Add the honey and the lavender essential oil. Apply this remedy to ringworm or other fungal infections, freely.

Try to apply this to your dog's infection three times a day until it's gone. Honey adds healing power to the essential oil.

Herbal Antifungal Ointment

1 tablespoon comfrey
1 tablespoon goldenseal
1 tablespoon elder
1 tablespoon thyme
½ cup boiling water
3 drops myrrh essential oil
½ cup aloe-vera juice
2 to 6 tablespoons vegetable shortening

Pour enough boiling water over the comfrey, goldenseal, elder, and thyme just to cover them. Cover the pot, let cool, and strain. Add the myrrh essential oil. Measure and add an equal amount of aloe-vera juice. Whip in a little vegetable shortening; use enough to form a cream.

Dab this onto fungal infections.

FLEAS & PARASITES ON CATS & DOGS

Fleas & Insects

Dog Flea Powder

½ cup rue
½ cup wormwood
½ cup lemongrass
½ cup chrysanthemum
½ cup pennyroyal
1 cup baking soda
3 or 4 drops pennyroyal essential oil

Powder the rue, wormwood, lemongrass, chrysanthemum, and pennyroyal in a blender. Add the baking soda and pennyroyal essential oil. Make sure everything is well mixed. Store the dog flea powder in a closed container and use as needed. Dust liberally on your dog to discourage fleas.

Cat Flea Powder

½ cup rosemary
½ cup lemongrass
½ cup chrysanthemum
1 cup baking soda
2 to 4 drops pennyroyal essential oil

Powder the rosemary, lemongrass, and chrysanthemum in a blender. Add the baking soda and the pennyroyal essential oil. Store in a closed container.

Apply this powder liberally to the cat to banish fleas.

Lavender Insect Repellant

½ cup distilled water
24 drops lavender essential oil

Mix the water and essential oil well and pour the mixture into a spray bottle. Spray the cat or dog to repel pests. Be careful not to get the spray into the animal's eyes. This spray repels flies, gnats, and fleas.

Spicy Insect Repellant

2 teaspoons peppermint
2 teaspoons thyme
2 cups boiling water
2 cinnamon sticks

With 1 cup boiling water for each 2 teaspoons of herb, make concentrated, double-strength peppermint and thyme teas. Mix the teas and place two cinnamon sticks in the peppermint-thyme tea. Cover and let cool overnight. In the morning, remove the cinnamon sticks and pour the liquid into a spray bottle.

Use this spray to spritz the cat or dog bothered by flies, fleas, or other insects. It will repel pests.

Pine Oil Rub for Dog's Fleas

handful pine needles
½ cup olive oil

Add enough pine needles to be covered by the olive oil. Let the pine needles soak for 2 weeks in a sunny window. Strain and use as a skin rub to deter fleas.

Use a small amount of oil in your palm and rub it into the dog's spine and other affected areas.

Cedar or Lavender Flea Rub

3 to 6 drops cedarwood essential oil or lavender essential oil

Place a few drops of cedarwood or lavender essential oil on a soft cloth and rub over the cat's or dog's fur.

Cedar & Lavender Flea Shampoo

4 drops cedarwood essential oil
4 drops lavender essential oil
shampoo
warm water

Add the cedarwood and lavender essential oils to a small pail of warm water with a little shampoo. Swish to disperse the essential oils.

Dip the animal's brush into this water, and run the brush through the fur to groom and remove fleas. Dip the brush frequently to rinse the brush of fleas; the fleas should die in the water.

Orange Flea Rinse

fresh or dried orange peel
water

Use fresh or dried orange peels. Place the rinds of chopped orange peel in a large pan and cover them with water. Bring to a boil. Cook until the orange rinds are soft. Remove from heat, cover, and cool to room temperature. Strain and use as a final refreshing rinse when bathing the dog or cat. Use once a week during flea season.

Rosemary Flea Dip for Dogs

1 cup fresh rosemary
4 cups boiling water

Pour boiling water over the rosemary and let the mixture steep until cool. Strain and pour this flea dip over the dog as a final rinse. Leave the rosemary rinse on your pet.

Food Supplements to Banish Fleas

Garlic: Add the contents of 1 or 2 garlic capsules to the pet's food during flea season. Most pets love garlic; fleas hate garlic. Or you can grind fresh garlic to mix with the food.

Vitamin B_1: Grind a 100-mg tablet of vitamin B_1 (thiamine) into a powder (or simply open a capsule) and add it to your pet's food daily.

Apple-Cider Vinegar: Apple-cider vinegar added to the pet's water helps repel insects and makes the animal healthy.

Homemade Flea Collars

1 teaspoon alcohol
2 drops lavender essential oil
2 drops pennyroyal essential oil
2 drops thyme essential oil
2 drops cedarwood essential oil

Mix the alcohol and the lavender, pennyroyal, thyme, and cedarwood essential oils in a small dish; then soak the pet's collar in the solution. Remove and spread the collar out to dry in the bathtub or sink overnight. Then place it around your pet's neck.

You can also soak the collar in alcohol and garlic oil, but the garlic scent will be strong. You can buy a plain, cloth collar fairly cheaply and treat it yourself once a month.

It's good to dip dogs in an antiflea solution; then tie on an herbal flea collar. Since cats dislike bathing, collars would be best for them.

Treating Pet Bedding for Fleas

Pennyroyal Flea Treatment

fresh or dried pennyroyal
lavender essential oil

If your pet has a favorite pillow, blanket, or bed, you must also treat the bedding since this is where fleas hide. Go easy on the herbs, since animals have a keener sense of smell than we do; too much can be overwhelming.

Under or inside the pet's pillow or cushion, place fresh or dried pennyroyal. Or sprinkle lavender essential oil directly on the bedding.

Herbal Flea Protection

fresh or dried chamomile
fresh or dried lavender
fresh or dried catnip
fresh or dried pennyroyal

Stuff a pillow with equal amounts of chamomile, lavender, and catnip. Then add double that amount with pennyroyal. Cats go wild for this.

Intestinal Worms & Parasites

Worm Remedy #1

1 tansy leaf
1 drop thyme essential oil

To rid your pet of worms, add the tansy leaf and thyme essential oil to the animal's food.

Worm Remedy #2

½ cup milk
1 teaspoon dried lavender cotton

Bring the milk to a boil. Add the lavender cotton (*Santolina chamaecyparissus*). Remove from heat, let cool, and strain. To worm your pet, old-timers recommend that the animal fast for 24 hours. Then have your cat or dog drink this milk. Cats especially find this easy to take.

Worm Remedy #3

4 tablespoons dried pumpkin seeds
½ cup boiling water

Pour boiling water over the pumpkin seeds and let them soften. Then mash the water and seeds into a creamy paste. Mix this with the animal's food.

Three hours later, dose with ¼ teaspoon castor oil. This remedy is an old-time American favorite to expel tapeworms.

Worm Remedy #4

½ cup apple-cider vinegar
1 tablespoon pau d'arco bark

Let the pau d'arco steep in the apple-cider vinegar for 2 weeks in a sunny window. Strain. Give 1 dropper per day for 3 days. Repeat in 2 weeks.

This is useful for all types of parasitic infestation.

Worm Remedy #5

1 cup apple-cider vinegar
1 teaspoon powdered black-walnut bark
1 teaspoon powdered elecampane root

Warm apple-cider vinegar on the stove. Reduce heat and add the herbs. Simmer for 5 minutes, strain, and let cool. For cats, use 1 dropper and for dogs, 2 droppers. Dose the cat or dog for 3 days. Repeat dosage after 2 weeks. This old remedy was often used to get rid of worms.

Roundworm Remedy for Cats

1 tablespoon powdered wormwood
1 tablespoon powdered thyme
1 tablespoon powdered garlic

Have the animal fast for 24 hours. Then mix the wormwood, thyme, and garlic. Blend well and place in #0 capsules. Give your pet 1 capsule for each 10 pounds of weight. Dose the cat four times a day. Also dose with ¼ teaspoon castor oil the first day. In 2 weeks, repeat the procedure.

Mulberry Bark Laxative

1 cup water
1 tablespoon fresh mulberry tree bark

Bring the water to a boil and add the mulberry tree bark. Boil for 10 minutes and strain. Let the animal sip the mulberry tea after it cools. This laxative kills intestinal worms.

Garlic Remedies

The most common remedy for worms is garlic. It can assume the double duty of cleaning out intestinal worms and deterring fleas. Grind a clove of garlic and mix it with moist pet food. Or add garlic oil to the food; squeeze one capsule.

You can also make garlic water (see Garlic-Water Remedy, p. 302) to mix with the pet's food.

Garlic-Water Remedy

6 cloves garlic
2 cups water

Chop the garlic cloves and add them to the water. Bring the cloves and water to a boil; remove from heat, and cover. Let cool overnight.

Mix 1 cup with the animal's dry food. Make sure the animal eats all the food. Next day, use the other cup of garlic water as before. Worms should be gone in a few days. Add a little garlic every day to the pet's food during flea season, and you'll have no problem with worms or fleas.

JUST FOR CATS

Cat Toys

Catnip Mice

Some cats go crazy for catnip, and you can easily grow your own plot so that your cat can have access to fresh "nip" in summer and dried "nip" in winter. It's also easy to make catnip mice for holiday treats. Simply cut out an outline of a mouse from scrap material. Stuff the mouse with cotton batting. Add a bit of dried catnip and stitch closed. Tack on some cloth or felt ears and yarn whiskers and tail.

You can make the mouse as fancy or plain as you like. You can even make a patchwork mouse, large or small, according to your cat's size and needs.

Catnip Ball

Use an old sock you don't want anymore. Fill the toe with cotton batting, using enough to make a round ball the size you want. Place some dried catnip in the ball, and tie it closed tightly with string or yarn. Make sure it won't come loose. Clip the excess sock top off, and you'll have an attractive toy that your cat will spend hours batting around. You can even leave a length of string on the ball so that you can dangle it enticingly in front of your cat.

Hint: If your cat isn't attracted to catnip, you can use powdered valerian root. Many cats find this scent very attractive.

Paper Bags

For a quick and easy toy, simply lay a few empty paper bags down on their sides and watch your pet play cat-and-mouse games.

Instead of spending all that money on pet-store scratching posts or pads, make your own. Merely save leftover carpet or old rugs. For a scratch pad, secure (staple or nail) the carpet to a square of wood. Search the hardware store to find ways to secure this square to the wall at cat height. For a scratching post, wrap the carpet around an old post or piece of wood cut to size. Nail it to a secure base, which you can also cover with this carpet.

Use a catnip spray to lead the cat to the approved scratching post or pad. Soak dried catnip in vodka for 2 weeks. Strain. Add more catnip to the liquid, and let soak again. Repeat, if necessary, until the tincture is strong enough. Place the catnip spray in a spray bottle and spritz the pad or post. You can refresh it any time.

Yarn Toy

Take a handful of yarn about 1 inch (2.5 cm) thick. Hold it in the middle and cut it so that there are 3 inches (7.5 cm) on each side. Tie the middle with a piece of yarn and leave a little yarn dangling so that you can pull the toy. Fluff. Your cat will spend hours with this toy, and you can spritz the yarn with catnip spray for added appeal. Cut the yarn ends short to make a fluffy ball or leave them long to create a limp dangler.

Surprise Box

Save your shoeboxes since they can make interesting cat toys. Simply cut different sizes and shapes in the sides and top. Insert a lightweight ball like a Ping-Pong ball or a catnip mouse. The cat will poke and prod, trying to get at the object inside.

If you use a deep box and leave the top open, the cat can hide inside.

Shiny Fur for Cats

A cat with a good diet will have healthy-looking fur. Give your cat a bit of cottage cheese, fish leftovers, or juice from tuna or mackerel cans. You can also give your cat a dose of this tonic once in a while.

Shiny Fur Tonic

2 cups apple-cider vinegar
4 tablespoons cod-liver oil
2 tablespoons powdered garlic

Mix the apple-cider vinegar, cod-liver oil, and garlic well. Add 1 teaspoon to the cat's food. Use this tonic once a month.

Cat Bed

For an easy cat bed, simply cut out two circles of fabric slightly larger than the size you want the bed. Now measure fabric for the sides. Use two long pieces of material about 4 to 6 inches (10 to 15 cm) wide—long enough to enclose the circle, but with an opening big enough to walk through.

Sew the round bottom pillow, leaving 6 inches (15 cm) open, and turn it right side out. Then sew the long side pieces together, leaving one end open, and turn it right side out. Stuff the pillow and backing with batting material. Add lavender buds to help banish fleas and to give off a pleasing scent.

Sew up the openings, and sew the back onto the pillow. Spritz the new cat bed with catnip spray if your cat is reluctant to sleep in it at first. Add stiff cardboard or plastic inserts from recycled materials to make the bottom and sides stiffer. (See p. 315.)

JUST FOR DOGS

Dog Grooming

Problem-Skin Dog Shampoo

1 tablespoon slivered castile soap
handful rolled oats
2 to 4 drops tea-tree essential oil
2 teaspoons dried chamomile

Place the slivered castile soap on a piece of muslin the size you want for a bath bag. Add the rolled oats, tea-tree essential oil, and dried chamomile. Tie this up with string or twine.

Place the dog in a warm bath, and soap down with this bath bag. Rinse. It will make a difference if your dog has problem skin. This shampoo will soothe dry, irritated skin.

Dry Dog Shampoo

2 cups orrisroot or cornstarch
1 cup powdered peppermint
1 cup powdered lavender buds

Mix the peppermint, lavender, and orrisroot or cornstarch well. Store the dry shampoo in a closed container. Sprinkle it on the animal and brush in well.

Mint Dog Shampoo

mild shampoo
2 teaspoons peppermint
½ cup boiling water

Use a mild shampoo base, and mix equal amounts of strong mint tea with it. Mint is a good conditioner and scalp stimulant. It is also helpful for dandruff conditions. It has a clean, refreshing scent.

Enriching Dog Shampoo

4 tablespoons dried soapwort
4 teaspoons borax
2 tablespoons dried rosemary
5 cups boiling water

Pour boiling water over the soapwort, borax, and rosemary. Cover the mixture and let it steep for 3 days. Strain.

Use this shampoo to enhance and condition your dog's coat. Rosemary gives a nice, clean pine scent.

Shiny Coat for Dogs

For a shiny coat, make sure that your pet has a good diet. Here are some nutrition boosters that will help.

Raw Egg: For a shiny coat, try adding a raw egg to your dog's diet twice a week.

Goldenseal: Sprinkle powdered goldenseal into the dog's food. It conditions the skin and hair. Or make a tea of goldenseal, and use it as a final rinse after you shampoo the dog. Unlike raw egg, use goldenseal only when needed on rare occasions (every few months) in the dog's food. Just once or twice, at most, should suffice.

Bee Pollen: Add a little bee pollen to the dog's food.

Garlic & Brewer's Yeast: You can also add a little garlic and brewer's yeast to your pet's diet, too.

Dog Clothier

Easy-to-Make Dog Sweater

Use old sweaters that you don't want anymore. Or buy an old sweater at a yard sale; you can get them for next to nothing. Make this sweater as a holiday gift for your four-legged friend or as a present for the animal lover on your list.

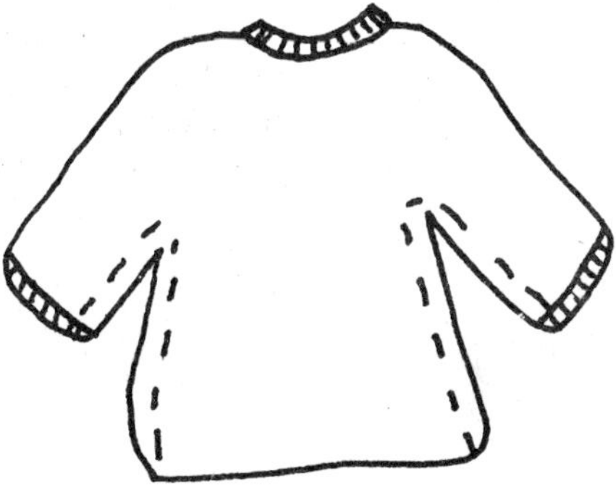

Dog Sweater

Try to find a sweater that's roughly the size of your dog. Choose a small, medium, or large in an adult or child's size.

Cut the sweater up the sides, splitting the sleeves. Measure your dog, cutting off the excess material from the body of the sweater as well as from the sleeves. Hem the bottom and sleeves, sew up the seams, and you have an instant sweater! You can spray it with stain repellant to help combat stains.

Dog Bed

Measure your dog and cut out cloth circles to make a pillow. Also cut out a long strip or tube to be used as backing.

Stuff the pillow and back it with cotton batting. Be sure you have plenty of stuffing so that the bed will be comfortable. Dogs are usually heavier than cats. Add some cedar chips to the stuffing to banish fleas and to give the bed a pleasant scent. Sew the pillow closed and sew on the backing. Make sure that you leave enough room for the dog to enter the bed. See the drawing below.

Also make sure the back is tall enough to keep out drafts and make the dog feel secure. Your pet will love it.

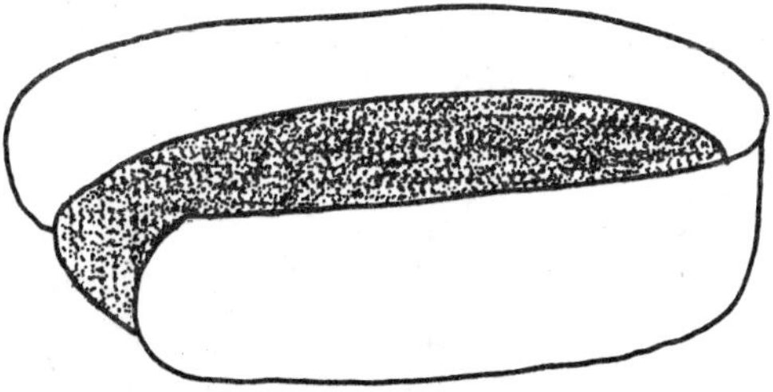

Finished Cat or Dog Bed

REMEDIES FOR BIRDS

Stomach Ailments & Diarrhea

Sometimes your canary or parakeet will develop diarrhea. This can be easily treated if you prepare a tea of caraway or fennel seeds.

Bird Diarrhea Remedy

2 teaspoons caraway or fennel seeds
½ cup boiling water
sugar cubes

Crush the caraway or fennel seeds and add them to ½ cup of boiling water. Cover and steep until cool. Strain. With a dropper, place 2 to 3 drops onto a sugar cube and place it in the cage.

Aloe Vera for Constipation

aloe-vera leaf or juice

If you notice that your bird is experiencing constipation, you can introduce a leaf from the aloe-vera plant into its cage. The bird will play and chew on the leaf and ingest some of its soothing, healing gel. You can also add pure aloe-vera juice to the pet's water.

This plant is easy to grow, doesn't take much water or care, and is very useful for all skin conditions, burns, and wounds. It is also useful internally for digestive ills. Aloe vera helps heal lesions, ulcers, and inflammations of the stomach and the rest of the digestive tract.

Asthma & Respiratory Disorders

Wild birds can find their remedies from nature. Unfortunately, our caged friends aren't free to do so. That's why we must help them out.

Bird Respiratory Remedy

1 teaspoon dried fennel
½ cup boiling water
2 teaspoons cayenne pepper
sugar cubes

Make fennel tea, using the dried fennel and boiling water. Let steep for 10 minutes. Then mix 3 tablespoons of fennel tea with 2 teaspoons of cayenne pepper. Put a few drops on a sugar cube and place it in the bird's cage.

Easy Asthma Treatments for Birds

Plantain: Become familiar with the plantain plant. Pick the plant (especially when it goes to seed) and place a sprig in the cage. This plant, easily found in most locales, is especially suited to treating a bird with asthma or breathing difficulties.

Endive & Watercress: Place fresh endive or watercress in the bird's cage for breathing difficulties. The bird will eat the amount needed.

Red Pepper: Soak a small piece of bread in milk and sprinkle it with red pepper. Place the soaked bread on a small saucer inside the cage. Don't leave it in the cage to sour.

Other Disorders

Anti-Itch Bird Spray

4 cups distilled water
1 teaspoon peppermint
1 teaspoon lavender buds
1 teaspoon rose petals
4 to 8 drops tea-tree essential oil
1 cup aloe-vera juice

Add the peppermint, lavender buds, and rose petals to the distilled water and bring to a boil. Remove from heat and allow the mixture to cool. Strain. Add the tea-tree essential oil to the liquid. Then mix in the aloe-vera juice.

Pour this solution into a spray bottle. Keep it at room temperature and mist the inflamed areas or the body of the bird.

Bird Immune Stimulant

1 teaspoon dandelion root
1 teaspoon burdock root
4 cups distilled water
1 teaspoon milk thistle
1 teaspoon red clover
1 to 2 cups aloe-vera juice
water

Put the dandelion and burdock roots in the distilled water and bring the herbs and water to a boil. Boil for 10 minutes. Remove from heat and add milk thistle and red clover. Cover and let it steep until cool. Strain well.

Measure and add an equal amount of aloe-vera juice. Blend.

Add half a dropper to the bird's drinking water. For large birds, you can use a full dropper. This tonic helps build up sickly birds. Dose until you notice improvement, but dose only occasionally as a tonic for healthy birds.

Mites & Scaley Leg

The bird's legs may look dry and sometimes swell. This condition is thought to be caused by mites.

Kerosene Treatment for Mites

kerosene
water

Mix equal amounts of kerosene and water. Dab small amounts onto the leg. Too much can burn or cause blistering, so be very careful. Mites are tough to get rid of and kerosene is very effective in smothering and killing them.

Rosemary Treatment for Mites

4 drops rosemary essential oil
2 tablespoons water

Add rosemary essential oil to the water. Use this as a spray once a day to coat the bird's legs to get rid of mites.

Lice Treatment for Birds

When you introduce a new bird to your home, sometimes the bird may be contaminated with lice. Place a small saucer of water in the bottom of the cage and add 1 drop of lavender essential oil.

A bird's skin problems can result in red, inflamed skin and feather loss.

Bird's Voice Loss

Your canary, parakeet, or parrot may sometimes seem to have trouble with its voice. Try these easy remedies.

Bread & Yolk Paste: Make a paste of bread, lettuce, and rapeseed mixed with a little yolk of raw egg.

Whiskey Tonic: Apply several drops of whiskey with a pinch of sugar to the bird's drinking water. You can also use this tonic once a month as a preventative.

Feather Loss

You can try these remedies when feather loss isn't connected to moulting.

Brown Sugar: Add a bit of brown sugar to the bird's drinking water.

Cornmeal: Add some cornmeal to the bird's regular food.

Rusty Nail: You can also place a rusty (iron) nail in its drinking water along with a pinch of saffron. Ask for iron nails at the hardware store to be sure you are not getting an alloy or another metal.

Canary Feathers' Coloring

2 tablespoons sugar
2 tablespoons cayenne pepper
2 tablespoons turmeric

Mix the sugar, cayenne pepper, and tumeric. Add 1 teaspoon of this mixture to the bird's daily food ration. It helps bring out the color of the canary's feathers and keeps it healthy.

Egg-Laying Hints

Sometimes it takes a little coaxing to get birds in the mood for setting eggs. Hook a tea strainer inside the cage for canaries and parakeets will need a nest box.

A pinch of ground hamburger on the bottom of the cage may do the trick, but you'll have to remove any leftover meat at the end of the day.

Egg-Laying Remedy

1 tablespoon red pepper
2 tablespoons allspice
4 tablespoons ginger

Mix the red pepper, allspice, and powdered ginger. Sprinkle a little on the birds' food twice a week.

Cage Care

Cleanse and disinfect cages regularly. In households with multiple birds, it is important to do this weekly and to disinfect food and water bowls, too. To disinfect, let the bowls soak in bleach water; use 2 tablespoons of bleach per gallon (3.8 liters) of hot water. Rinse and wash with hot soapy water, then dry.

For the cage, remove the bird and place some bleach water (see above) into a spray bottle. This will disinfect it perfectly; then let the cage air dry. Scrub perches with a wire brush and replace them once a year.

Thyme Wash for Bird Toys

20 drops thyme essential oil
2 cups water

Toys should be regularly disinfected each week. You can use thyme essential oil mixed with hot water. Rinse the toys completely and let them dry. This helps keep disease away and will keep your bird healthy and happy.

Bleach Water for Bird Toys

You can also clean bird toys with a 10% solution of bleach water. Use 2 tablespoons bleach per gallon (3.8 liters) of hot water.

Cinnamon Birdcage Cleanser

3 tablespoons ground cinnamon
2 cups boiling water

Make a strong tea of cinnamon with ground cinnamon and boiling water. Steep until cool. Strain and use to wash the entire cage. It acts as an antiseptic.

Pest Control for Birds

Sulfur Bag

powdered sulfur

Here's how you can keep away insects from your birdcage. Hang a small bag of powdered sulfur at the top, outside part of the cage, where the bird cannot get at it. This should chase away annoying pests.

BIRD TOYS

Be careful with what you give your birds to play with. Make sure that the item is bird-safe and nonpoisonous.

Toys for Large Birds

Large birds like parrots love to play and are very curious. Here's something that will keep them busy and happy.

Bottle with Beads: Fill a small clean, empty plastic soda-pop bottle with beads or other colorful objects. Replace the cap tightly. The bird will have a ball trying to get at the little treasures inside, and the bottle will make an amusing sound for its trouble.

Plastic Rings: Make a chain of plastic shower-curtain rings. String them securely to make interesting walkways. Birds seem to find this quite amusing.

Peanut-Butter Pinecone Toy

pinecone
peanut butter
birdseed

Dip a pinecone in boiling water to kill insects and disinfect it. Let the pinecone dry. Now smear it in peanut butter and roll it in the birdseed.

Tie the pinecone with a piece of yarn to the top of the cage and let it dangle. The bird will love to eat the treats, and underneath is the toy—a pinecone to chew and play with.

Substitution: You can substitute honey for the peanut butter, depending on your bird's likes or dislikes.

Tasty Ropes

uncooked pasta or cereal "O's"
yarn or string

Here's an easy idea to keep your bird amused. Use yarn to string interesting shapes of uncooked pasta. Your bird will spend hours pushing the pasta up and down on the string as well as chewing on it. Colored pasta is fine.

For another tasty treat, string a colorful cereal shaped like little "O's" onto string or yarn. It's really the same idea.

HOMEMADE GOODIES FOR PETS

Dog Treats

Hush Puppies

1¼ cup flour
1 cup yellow cornmeal
4½ teaspoons baking powder
1 teaspoon salt
2 tablespoons sugar
1 egg
2 cups milk
¼ cup melted shortening

Mix the flour, cornmeal, baking powder, salt, and sugar. Add the egg, milk, and melted shortening and mix well. Pour the batter onto a hot, slightly greased skillet, making tiny pancakes. Brown on both sides.

Stack and freeze these hush puppies in

small amounts so that you can thaw them out for occasional treats—to hush your own puppy.

Mush Cakes

1 pound (454 g) chicken neck bones
garlic cloves
cornmeal
water

Place the neck bones in a large pan of boiling water. Add several cloves of garlic and boil until the meat is tender. Pick the meat off the bones. Discard the bones. Return the broth to the stove and boil, slowly adding cornmeal and sifting it through the fingers as you stir constantly. Keep adding cornmeal until the mixture is very thick. Turn the heat to the lowest possible setting and cook 45 minutes, stirring occasionally.

Rinse a flat cake pan with cold water (this prevents sticking), and pour the mixture into the cake pan. Place the mush cake(s) in the refrigerator to cool. Slice the mush cake and serve it cold to your pet. You can use this instead of regular food or as a treat. It keeps a week in the refrigerator.

If you slice and fry it, serving it with maple syrup, the whole family can eat it. It's great!

Begging Strips

2 cups rye flour
1 cup cornmeal
2 cups chopped ham
2 tablespoons desiccated liver
4 tablespoons bonemeal
2 to 4 eggs
½ cup bacon fat
water

Mix the flour, cornmeal, ham, liver, bonemeal, eggs, and bacon fat. Add enough water to form a stiff dough. Roll out the dough and cut it into strips.

Bake the strips in a low oven at 300° F (149° C). Bake until they are dry to touch.

Meatloaf Special

2 cups cooked rice
½ cup hamburger
½ cup pork and beans
½ cup shredded carrots
1 tablespoon wheat germ
½ to 1 cup crushed crackers
2 to 3 eggs

Mix the cooked rice, hamburger, pork and beans, carrots, wheat germ, and crushed crackers. Add enough eggs so that the mixture holds together. Bake in the oven at 300° F (149° C) until browned. Slice and freeze.

For a treat, give your pet small slices.

Tasty Chicken-Liver Biscuits

1 pound (454 g) cooked chicken livers
2 cups whole-wheat flour
1 cup cornmeal
1 to 2 eggs

Crumble the cooked chicken livers and add the flour, cornmeal, and eggs. The mixture should be a doughy consistency; add water if it is too dry. Spread the dough in a pan and score it into squares. Bake at 325° F (163° C) for 20 to 25 minutes. Turn the oven off and let the biscuits cool in the oven.

Break the biscuits apart and store them in a closed container in the refrigerator.

Wheaty Dog Snacks

1½ cups whole-wheat flour
4 tablespoons bacon grease
½ cup chicken stock
1 teaspoon bonemeal

Mix the flour, bacon grease, chicken stock, and bonemeal well. Roll out very thin, about the thickness of a cracker, on a cookie sheet. Cut the dough into rectangles. Bake until golden brown at 350° F (177° C) for 15 to 20 minutes. Break the cracker snacks apart when cooled.

Store them in a tightly closed container.

Dog Cookies

3 cups whole-wheat flour
2 cups oatmeal
¼ cup wheat germ
¼ cup dry milk
1⅓ cups water
2 minced garlic cloves
⅓ cup peanut butter
1 egg

Mix the flour, oatmeal, wheat germ, and dry milk. Add the water, garlic cloves, peanut butter, and egg. Mix well. Roll out the dough and cut it into shapes with a cookie cutter.

Put these cookie shapes on a greased cookie sheet. Bake at 300° F (149° C) for 1 hour 45 minutes.

To keep them fresh, store the dog cookies in airtight containers.

Ultra Dog Biscuits

2½ cups flour
¼ cup sunflower seeds
¼ cup cornmeal
2 tablespoons olive oil
¼ cup molasses or honey
¼ cup milk
2 eggs
1 teaspoon salt

Mix the flour, sunflower seeds, and cornmeal. Add the olive oil, molasses or honey, milk, eggs, and salt. Mix well. Knead into a firm dough. Roll out and cut into strips 4 inches (10 cm) long. Twist two strips together and lay them out on cookie sheets. Bake at 350° F (177° C) for 30 minutes. Turn off the oven and let them cool in the oven.

Store the biscuits in a closed container.

Cheesy Dog Biscuits

2½ cups flour
¼ cup dry milk
1 cup bulgur
1 cup chicken broth
½ cup cornmeal
¼ cup parsley
1¼ cups shredded cheddar cheese
water as needed
1 egg
1 tablespoon milk

Blend the flour, dry milk, and bulgar. Add the chicken broth. Then stir in the cornmeal, parsley, and cheddar cheese to make a stiff dough. Add a little warm water if necessary to work it better. On a floured surface, roll out the dough to ¼ inch thick. Cut with a cookie cutter into desired shapes. Transfer the cut dough to cookie sheets.

Beat 1 egg with 1 tablespoon of milk and use to glaze the biscuits. Bake at 300° F (149° C) for 20 minutes. Turn off the oven. Let the biscuits sit in the oven overnight. Store them in closed containers.

Cat Treats

Kitty Krunchies

1 can mackerel
2 teaspoons salt
2 cups flour
2 tablespoons bacon grease
2 teaspoons cod-liver oil
1 cup cornmeal
2 cloves minced garlic
½ cup wheat germ
1 capsule or ⅛ teaspoon vitamin E oil
½ cup dry milk
2 cups water
¼ cup nutritional yeast

Mix the mackerel, salt, flour, bacon grease, cod-liver oil, cornmeal, minced garlic, wheat germ, and vitamin E oil. Add the dry milk and water and blend. Roll out the dough and cut it into little bits.

Bake at 350° F (177° C) for 40 minutes. Sprinkle the treats with the yeast and cool. Store them in airtight containers.

Dried Liver Strips

calf liver
garlic powder

Rinse calf liver and boil it until tender. Cool. Slice in strips and place in a food dehydrator or low oven. Sprinkle with garlic powder. Dry until leathery.

Store in an airtight container.

Potato Crisps

1 cup mashed potatoes
2 tablespoons grated carrots
½ cup cottage cheese
¼ cup grated cheddar cheese
1 cup flour
1 egg

Blend the mashed potatoes, carrots, cottage cheese, and cheddar cheese. Add the flour and egg. Mix well. Make a thick paste. Place small dollops on greased cookie sheets. Bake in a low oven until brown and crisp. Cool.

Store these potato crisps in the refrigerator in a closed container.

Wild Bird Treats

Around the holidays, the family can enjoy making special treats for wild birds and watching them eat the tasty morsels.

Bird Treat Balls

- 3½ cups rolled oats
- 4 cups water
- 2 cups lard
- 1½ cups crunchy peanut butter
- 3½ cups cornmeal
- 3½ cups creamy wheat cereal

Cook the rolled oats in water for two minutes. Stir in the lard, peanut butter, cornmeal, and cereal until well blended. Cool and shape into balls. Put these treat balls in mesh bags and decorate them with ribbon to hang. Cream of Wheat works well in this recipe.

Bird Cookies

1 cup cornmeal
1 cup flour
1 cup bread crumbs
½ tablespoon baking soda
¾ cup raisins
½ cup bacon grease
1 cup water
cooking-oil spray
string

Combine the cornmeal, flour, bread crumbs, baking soda, raisins, bacon grease, and water. Mix well.

Spray cookie sheets with cooking oil. Lay out string in loops. Drop by teaspoonfuls onto the loops of string so that each cookie will have a baked-in hanger. Bake 350° F (177° C) for 15 minutes. Cool. Attach these bird cookies to tree branches.

Pinecone Treats

pinecones
peanut butter
birdseed
raisins or cereal
ribbon or fishing line

Collect pinecones. Roll them in peanut butter. Mix birdseed with raisins or cereal. Roll the pinecones in this mix. Attach ribbon or fishing line to the pinecones.

Hang them outside to feed and tempt birds within view of your windows.

Birdseed Cakes

2 cups birdseed
5 cups cracked corn
1 cup peanut butter
1 cup melted suet
string

Mix the birdseed, cracked corn, peanut butter, and melted suet well. Grease a muffin tin. Lay looped string across each muffin-tin hole, spooning this mixture over the string, so that you have little cakes with string hangers. Let the cakes cool so that the suet again becomes solid. (Do not bake.)

Hang the birdseed cakes on tree branches as treats.

Suet Squares

suet
birdseed

You can easily make suet squares for your suet feeders. It will cost only pennies. Ask the butcher or someone at the grocery meat counter for some suet. Melt the suet in a pan and remove from heat. Mix in birdseed. Line cake pans with waxed paper. Pour in the mixture and let cool. When cool, slice the suet and birdseed into squares to fit your bird feeder. Keep cool.

Wild Bird Mix

2 pounds (1 kg) cornmeal
2 pounds (1 kg) pea meal
2 pounds (1 kg) thistle seeds
2 pounds (1 kg) cracked corn
2 pounds (1 kg) bread crumbs
2 pounds (1 kg) millet seeds
2 pounds (1 kg) sunflower seeds
¾ cup (6 ounces or 200 g) cayenne pepper
1 pound (500 g) suet or lard

Melt the lard and pour it over the cornmeal, pea meal, thistle seeds, cracked corn, bread crumbs, millet seeds, sunflower seeds, and cayenne pepper. Mix the seeds thoroughly. This seed mixture will attract all kinds of bird species.

The metric equivalents have been rounded off and adjusted for shopping convenience.

Redbird Feed

1 pound (500 g) sunflower seeds
1 pound (500 g) cracked wheat
2 pounds (1 kg) Canary Feed (recipe, p. 354)

Mix the sunflower seeds, cracked wheat, and Canary Feed well. Grind it into a coarse powder.

Dove Feed

4 pounds (2 kg) red and yellow millet seeds
1 pound (500 g) buckwheat
1 pound (500 g) crushed wheat
½ pound (250 g) cracked corn
¼ cup uncooked rice
¼ cup cracked dried peas

Mix the millet seeds, buckwheat, crushed wheat, cracked corn, rice, and dried peas well. Provide feed daily and your local doves will soon become regulars.

Mockingbird Feed

1 pound (500 g) poppy seeds
1 pound (500 g) cornmeal
1 pound (500 g) pea meal
¼ cup uncooked rice
1 pound (500 g) cracked corn
1 tablespoon cayenne pepper
lard
dried, grated carrots (optional)

Grind the poppy seeds, cornmeal, pea meal, rice, and cracked corn. Add the cayenne pepper and pour a little lard over the mix, just for flavor. Add dried, grated carrots in equal amounts, if you choose.

Mockingbirds and other wild birds will love this.

Domestic Bird Feed & Treats

Why mix your own feed? You can purchase quality feed that has not been sprayed with chemicals or had anything added to it that you don't know about. Unadulterated feed makes a healthier, stronger bird.

Canary Feed

2 tablespoons poppy seeds
2 tablespoons powdered cuttlefish
4 tablespoons dried, powdered egg yolk
4 tablespoons granulated sugar
1 cup crushed wheat crackers

Mix the poppy seeds, powdered cuttlefish, dried egg yolk, sugar, and wheat crackers well. Feed your bird daily.

Sweet Mix for Canaries & Parakeets

½ pound (250 g) brown sugar
1 pound (500 g) ground pea meal
4 tablespoons fresh butter
2 hard-cooked egg yolks
¼ cup poppy seeds
¼ cup thistle seeds

Mix the brown sugar, pea meal, butter, and hard-cooked egg yolks well. Brown in a frying pan. Add the poppy and thistle seeds. Keep the mix refrigerated.

Parrot Feed

½ pound (250 g) sunflower seeds
4 tablespoons safflower seeds
2 tablespoons millet seeds
2 tablespoons ground nuts, any kind
2 tablespoons buckwheat
1 tablespoon cayenne pepper

Mix the sunflower seeds, safflower seeds, millet seeds, nuts, buckwheat, and cayenne pepper well. Parrots go crazy for this.

Part 4

HOUSE & GARDEN

Many helpful house and garden products can be homemade. You'll find recipes for furniture wax and polish for silver, brass, and copper. Find an easy way to polish shoes and waterproof boots.

You can make your own cleaning supplies, sprays, disinfectants, and washes for kitchen and bath. Here are quick ways to clean drains, toilet bowls, carpets, and windows.

If you have mold, mildew, odors, or pests, like rats or mice, in your basement or food storage rooms, use the easy remedies. You can also get rid of flies and other pests around garbage cans.

Insect repellants for the house that get rid of fleas, mosquitoes, moths, bees, roaches, and ants are practical and effective. Easy plant and garden sprays include natural fertilizers, weed killers, and natural insecticides. You find hints for ridding outdoor plants of worms and other invaders.

For the laundry, you'll find spot and stain removers, homemade starch, and ways to clean old lace and tablecloths.

Indulge in soapmaking and candlemaking, whether plain or fancy. Create your own dry or moist potpourri, pomanders, rose beads, scent bags, room sprays, air fresheners, and room deodorants.

FURNITURE WAX

Here are some furniture waxes or polishes to keep your wooden furniture clean and shiny. It's best to dust furniture before applying the wax or polish. Some polish may be more suitable for dark rather than light wood finishes.

Fine Furniture Wax

- 1 cup linseed oil
- 1 cup beer
- 2 tablespoons hydrochloric acid (muriatic acid)
- 2 tablespoons rubbing alcohol
- 1 beaten egg white

Beat the egg white until foamy. Mix the linseed oil, beer, hydrochloric acid, alcohol, and egg white well. Keep the wax in a sealed bottle.

Dust the furniture and apply this wax with a soft flannel cloth. Polish with a silk handkerchief.

Almond Furniture Polish

rubbing alcohol
white vinegar
sweet almond oil

Use equal parts of alcohol and white vinegar. Then add sweet almond oil, using just a little more than the amount of alcohol. Shake the bottle well each day for 3 weeks; the longer it sets, the better it will be.

To use, apply this polish to the furniture and rub until dry. Apply to furniture every three months. For a dining table you use every day, you can polish it each week. This polish gives a brilliant shine.

Best Wood Polish

2 tablespoons melted beeswax
1 cup turpentine

Blend the melted beeswax and turpentine well. Apply lightly with a soft cloth. Buff to a shine with a clean rag.

Caution: Don't use this polish on painted furniture; it will act as a paint remover.

Easy Furniture Polish

1 cup olive oil or vegetable oil
1 cup white vinegar

Mix the olive oil and vinegar and bring to a boil. Boil for 10 minutes. Let cool and bottle. To use, dip a cloth in the mixture and buff the furniture well.

Lemon-Bright Furniture Polish

2 teaspoons olive oil
2 teaspoons lemon juice
2 teaspoons whiskey
2 teaspoons water

Mix the olive oil, lemon juice, whiskey, and water well. Rub into the wood; then buff for a deep shine.

Unwaxed Wood Polish

½ cup vegetable oil
½ cup lemon juice

Mix the vegetable oil and lemon juice well. Apply a thin coat to the furniture to make the wood gleam.

If you apply this polish evenly, it can be used on unstained or untreated wood.

Dark Furniture Scratch Cover

2 teaspoons instant coffee
4 teaspoons water

Mix the instant coffee and water into a thick paste. Apply it to the scratch with a cotton ball. Let sit 5 minutes and wipe off.

You can also make a paste with water and black-walnut hulls.

This works on dark wooden furniture.

Light Furniture Scratch Cover

lemon oil

Use lemon oil to hide scratches on light-colored wooden furniture, like beech or birch.

Dark Furniture Stain

strong black tea

Make a strong black tea and let cool. Use as a wash over the wood. This brings out the wood grain and darkens the wood.

Remover for White Rings

table salt
shortening

Sometimes wooden furniture will develop white rings when hot plates or cups are set on them. Here's a remedy.

Sprinkle salt over the white marks. Dip a clean cloth in the shortening and rub the salt into the rings. If the discoloration isn't too deep, this should take out the marks.

SILVER, BRASS & COPPER POLISH

Silver & Stainless Steel

Stainless-Steel Sink Polish

olive oil

To make stainless-steel sinks shine, clean them well and then polish with olive oil. Wipe dry.

> Traditional Silver Cleaners
>
> These silver cleaners, meant for silver utensils and jewelry, also work well on stainless-steel fixtures such as those in the kitchen or bathroom. Do not soak silver objects longer than the recommended time (20 minutes) in a solution or paste.
>
> **Baking-Soda Paste:** Make a simple paste of baking soda and water. Scrub and rinse the silver.

Silver Soak: Soak silver jewelry or silver utensils in warm water to which 1 teaspoon of baking soda, 1 teaspoon of salt, and a piece of aluminum foil have been added. Soak 20 minutes then wipe dry with a soft cloth.

Toothpaste: You can also rub the tarnished piece with toothpaste (not the gel kind). Rinse and polish dry.

Wood-Ash Paste: An old remedy calls for mixing wood ashes with water to form a paste that will make the tarnish disappear.

Copper & Brass

Brass Polish

4 tablespoons flour
4 tablespoons salt
2 tablespoons water or white vinegar

Mix the flour, salt, and water into a thick paste. Add more water if the mixture is too dry. Rub onto brass with a soft cloth. Rinse; then polish dry. Or mix equal parts of salt and flour with a little white vinegar and rub.

Copper & Brass Cleaner

- 1 cup warm water
- 1 cup flour
- 1 cup salt
- 1 cup powdered detergent
- 1¼ cups white vinegar
- ½ cup lemon juice

Mix the water, flour, salt, detergent, white vinegar, and lemon juice well in a plastic bucket. Store the cleaner in a half-gallon (2-liter) jug. To use, shake well, apply to cookware, and polish. Rinse and buff with a dry cloth.

Easy Copper & Brass Polishes

Here are other easy, traditional ways to polish the copper and brass in your house.

Buttermilk: Rub the copper or brass object with hot buttermilk.

Lemon, Salt & Vinegar: Use a cut lemon and dip it in a solution of equal parts of salt and vinegar. Rub down and buff dry.

Salt, Vinegar & Flour Paste: Make a paste with equal parts salt and vinegar with flour. Coat the object and let it sit a few minutes. Rinse and dry.

Ketchup Polish: For brass, use ketchup. Pour it on the object to be cleaned and let it sit for 10 minutes. Then rinse and wipe dry.

SHOE POLISH & WATERPROOFING

Lemon Shoe Polish

fresh lemon

Cut a lemon in half. Use half to rub all over one leather boot or shoe. Buff just as you would with regular shoe polish. Use the other lemon half to polish the other shoe.

Boot & Shoe Waterproofing

beeswax
lanolin

You can waterproof leather boots and shoes by warming equal amounts of beeswax and lanolin until melted and well mixed. Use a cloth to apply this all over the top and bottom of the boots, taking care to remember the stitched areas. Buff the boots as needed.

JEWELRY POLISH

For cleaning and polishing jewelry, also consult the brass, copper, and silver cleaners, depending on the type of jewelry. Of course, gold jewelry doesn't require polish. But artificial gold, made from metal alloys, may come clean in lemon juice concentrate. Or simply wipe off the green film.

Silver Jewelry Cleaner

lemon juice concentrate

Soak the silver jewelry in lemon-juice concentrate for 20 minutes. Rinse well and buff dry. The tarnish should wipe off quite easily.

CLEANING SUPPLIES

Your kitchen cupboard probably has most ingredients for these cleaning supplies. You can make your own cleaning supplies inexpensively without the harsh chemicals, perfumes, and dyes found in many commercial products. You can also avoid the headaches and allergies you may get when using them. The best commercial products usually contain one or more of the basic ingredients used in these homemade recipes.

Lemon juice kills bacteria on surfaces it touches. Cloves and marjoram help disinfect. Baking soda absorbs odors and helps everything smell fresh. Ammonia or vinegar are great for cleaning glass and mirrors. Just avoid cleansers and abrasives, like alcohol or hydrogen peroxide, on plastics. They may become cloudy. Use soap and water for clear plastic bathroom glasses and soap trays.

Caution: Never combine bleach and ammonia since together they create dangerous fumes.

All-Purpose Cleaning Sprays & Washes

Baking Soda Wash

1 gallon (3.8 liters) warm water
1 cup baking soda

Mix the warm water and baking soda well. Store this cleaner in a spray bottle to keep handy. Or mix it up to use when mopping the floor.

This cleaner is useful for washing windows, cleaning compact discs, mopping vinyl floors, and more.

Everyday Cleaning Spray

¼ cup ammonia
2 tablespoons apple-cider vinegar
1 tablespoon baking soda
½ gallon (1.8 liters) water

Mix the ammonia, apple-cider vinegar, baking soda, and water. Pour some in a handy spray bottle. Use the spray to clean counters, walls, tubs, sinks, and showers.

Cinnamon Cleaning Spray

1 tablespoon dried elder flowers
1 cup boiling water
25 drops cinnamon essential oil

Make a strong elder-flower tea, using the dried elder flowers and boiling water. Add 25 drops cinnamon essential oil per cup. Pour the solution into a spray bottle.

This is good for cleaning the modern-day refrigerator; it leaves a nice, fresh scent. You can also spray it around the basement to kill mold. This makes musty smells disappear. Elder flower discourages molds and fungi, and cinnamon essential oil kills molds and germs.

Kitchen & Bath

Tile & Grout Scrub

- ⅔ cup ammonia
- ½ cup white vinegar
- 1 cup baking soda
- 1 gallon (3.8 liters) warm water

Mix the ammonia, white vinegar, baking soda, and warm water in a bucket. Pour into gallon (4-liter) glass jar to store. Use a spray bottle to spray and wipe tile.

Homemade Scouring Powder

soap, bar or liquid
table salt, baking soda, or borax

Soap up a scrub brush and sprinkle table salt, baking soda, or borax on the bristles to deep clean.

Mildew Cleanser

½ cup liquid soap
½ cup baking soda
1 gallon (3.8 liters) vinegar

Mix the liquid soap, baking soda, and vinegar. Use the solution to sponge down bathroom tiles. Add this to the washing machine to cleanse a mildew-covered shower curtain.

For other uses, add ¼ cup of this cleanser to 2 quarts (1.9 liters) warm water and mix well. This disinfects and cleans well.

Bleach, though perhaps harsher, when added to the washing machine also rids a shower curtain of mildew.

Marjoram Kitchen Disinfectant

4 cups boiling water
4 cups fresh sweet marjoram
1 tablespoon whole cloves
1 tablespoon lemon juice
1 tablespoon mild liquid soap

Pour the boiling water over the marjoram and cloves. Let cool and strain. Add the lemon juice and mild liquid soap. Mix well and pour the solution into a spray bottle. Saturate areas that you want to disinfect.

Citrus Kitchen Disinfectant Spray

3 drops eucalyptus essential oil
3 drops lemon essential oil
3 drops grapefruit essential oil
1 cup water

Mix equal amounts of eucalyptus, lemon, and grapefruit essential oils. Add 8 drops of this mixture to 1 cup of water in a spray bottle.

Spray this disinfectant on cutting boards and counters. This spray will disinfect wooden salad bowls, too.

You can also spray this on no-wax floors to disinfect the whole kitchen and leave a pleasant scent.

Refrigerators & Freezers

Baking Soda & Water: Make a solution of baking soda and water to clean the refrigerator and freezer. Keep an open box of baking soda in the refrigerator to absorb odors year-round. Replace the box the next time you clean.

White Vinegar: Use white vinegar to clean and deodorize a refrigerator or freezer.

Drains

Quick Salt Drain Cleanser

salt
hot water

Pour salt down the drain and flush with hot water to freshen and cleanse quickly.

Baking Soda & Vinegar Drain Cleanser

¼ cup baking soda
½ cup vinegar

Pour the baking soda down the drain; then follow with the vinegar. It will fizz up, and when the fizzing is done, you can flush the drain with hot water. This gets rid of bad drain smells and sweetens the kitchen.

Toilet Bowls

Baking Soda & Vinegar: Use the recipe for the Baking Soda & Vinegar Drain Cleanser above on this page to clean the toilet bowl. Scrub the toilet with a brush and baking soda and vinegar. Then let the mixture sit overnight to get rid of heavy stains or lime deposits.

Lemon & Rosemary Toilet-Bowl Disinfectant

10 drops tea-tree essential oil
10 drops lemon essential oil
10 drops rosemary essential oil
3 cups white vinegar

Mix the tea-tree, lemon, and rosemary essential oils. Add the white vinegar. Keep the disinfectant in a spray bottle in a dark area. Spray the toilet inside and out to cleanse, disinfect, and deodorize. This disinfectant kills even the strongest bacteria and molds.

You can also use this disinfectant to spray down shower curtains, grout, or any area with mold.

Thyme Toilet-Bowl Disinfectant

2 cups boiling water
2 cups dried thyme
½ cup powdered laundry detergent

Pour boiling water over the thyme. Steep for 10 minutes and strain. Add the laundry detergent. Pour the solution into a plastic 2-cup spray bottle. Use it to clean and disinfect toilets.

Carpets

Dry-Carpet Cleaner

1 cup cornmeal
½ cup borax

Mix the cornmeal and borax. Sprinkle the cleaner on carpet stains. Let sit for 30 minutes to 1 hour. Vacuum thoroughly.

Carpet-Stain Cleaner

½ cup mild liquid soap
2 cups hot water

Whip the liquid soap and hot water to foam in a blender. Apply the foam with a sponge. Wipe clean with a cloth.

Windows

Alcohol & Vinegar Window Cleaner

2 cups rubbing alcohol
2 cups cold water
⅛ cup white vinegar

Mix the alcohol, water, and white vinegar. Pour the solution into a spray bottle to clean windows, polish appliances, and cut grease.

Easy Lemon Juice Window Cleaner

2 tablespoons lemon juice
4 cups water

Simply add lemon juice to water and wipe your windows clean.

Lemon & Vinegar Window Cleaner

1 cup white vinegar
3 cups water
20 drops lemon essential oil

Mix the white vinegar, water, and lemon essential oil. Use a clean cloth or paper towel dipped in this solution to clean windows. This makes a fresh-smelling window cleanser.

Mold, Mildew & Odors

Traditional Root Cellars

Before ice boxes and refrigerators, households kept milk, butter, and other goods cool in root cellars. Root cellars were good places to store potatoes, carrots, and cabbages as well as home-canned products.

Sometimes these cellars, dug into the side of a hill or sitting below the house, became musty smelling. To deter bad smells, people used bundles of sweet-smelling herbs—lavender, mint, or spices, like cloves or cinnamon, if they had them on hand.

Cinnamon & Elder Flower Cleaning Spray

1 cup boiling water
2 tablespoons elder flowers
25 drops cinnamon essential oil

Make an elder-flower tea, using 2 tablespoons elder flowers to 1 cup boiling water. Steep for 10 minutes. This strong tea discourages molds and fungi. Per cup of tea, add 25 drops cinnamon essential oil, which kills molds and germs. Pour the liquid into a spray bottle.

Spray around the basement to kill mold. This makes musty smells disappear. You can also use the spray to clean the refrigerator; it leaves a nice fresh scent.

This all-purpose spray eliminates the mess of traditional dried-herb bundles and the need to change the bundles. You can make batches of the spray when elder flowers bloom in early summer and have it on hand the rest of the year.

Brimstone Disinfectant

brimstone (stick sulfur)

Getting rid of mold and mildew has long been important since many cellars were traditionally used for food storage, and mold would quickly destroy the produce. In the early 20th century, people used something called stick sulfur (brimstone).

They placed it on a pan, closed the basement or cellar tightly, and burned the sulfur. It killed the mold. They would also do this in the house if there had been a serious infectious illness to disinfect the whole household.

Disinfecting Wash

1 box baking soda
small pail water
½ teaspoon tea-tree essential oil
½ teaspoon eucalyptus essential oil

Mix the baking soda in the water. Add the tea-tree and eucalyptus essential oils. Wash down moldy areas. This disinfecting wash will leave a clean, pleasant scent and help rid cellars of mold and mildew.

Mice & Rats

Peppermint Chaser

dried peppermint, peppermint essential oil, or peppermint tea

If rats, mice, or even spiders are a problem, you can use traditional methods to effectively banish them without resorting to poisons or expensive traps. Many old-time recipe books contained recipes with peppermint and described this easy method to make rats or mice flee homes.

In earlier centuries, ratcatchers cleared buildings by using this herb. They blocked any holes with rags soaked in peppermint oil. You could also make bags of dried peppermint to lay in corners or spray a solution of strong peppermint tea around the basement periodically.

Garbage Cans

Lavender & Thyme Garbage Can Wash

dried or fresh lavender
dried or fresh thyme
water
lavender essential oil

To keep your garbage can disinfected and sweet smelling, use equal amounts of lavender and thyme tea to make a wash. This lavender and thyme wash should discourage mold or sour smells on indoor or outdoor garbage cans.

To keep flies away, add a few extra drops of lavender essential oil to the bottom of the cans.

INSECT REPELLANTS

All-Purpose Household Insect Repellants

Camphor Insect Spray

1 block camphor
1 ounce (28 g) menthol crystals
2 cups alcohol

Here's another mixture to drive away six-legged and eight-legged creepies. Shave a block of camphor into a glass bowl. Add the menthol crystals. Stir with a wooden spoon until it becomes a liquid; this will take a few minutes. Add the mixture to the alcohol.

Pour this into a spray bottle and spray crevices and places where creepy crawlies hide.

Borax Chaser

powdered borax

Borax drives away most insects. Sprinkle powdered borax around the haunts of insects to keep them away. Back corners of kitchen cupboards and near the outside edges of windowsills are good spots.

Southern homes have long favored this remedy for ridding the premises of roaches. You need to renew the borax every six months or so. Just make sure you keep pets out of the borax.

Flea Pans

Soapy-Water Pan: If you have a flea infestation in the house or in a particular room, pour water and a little dishwashing liquid into a shallow foil pie plate. Mix well. At night, place the pan on the floor in the middle of the room. Then turn on a small light directed over the dish.

Go to bed. In the morning, the pan will be filled with fleas, and you can pour its contents into the toilet and flush. This trick works well; during the night, fleas are attracted to the light.

Rock Salt & Pennyroyal: To banish fleas, put rock salt and dried pennyroyal in foam trays and slide them under beds, couches, or chairs.

Caution: Make sure that children cannot get into these trays and pans.

Carpet Care for Flea Infestation

Here's what to do for carpets that are infested with fleas.

Boric Acid: Sprinkle carpets with boric acid to kill fleas and other pests. Let sit for 25 minutes; then vacuum.

Diatomaceous Earth: Sprinkle the carpet with diatomaceous earth. Let sit for 25 minutes. Vacuum up the fleas.

Camphor Essential Oil: Add 5 to 6 drops of camphor essential oil to a cotton ball and place it in the bag of your vacuum cleaner. It will kill fleas and eggs as you sweep them up. For this to work effectively, you must vacuum every day and refresh the cotton ball each week.

Carpet Cleaner for Fleas

powdered rosemary
powdered peppermint
powdered lemongrass
baking soda

Use equal amounts of powdered rosemary, peppermint, and lemongrass. Mix well. Then add half as much baking soda. Keep the powder in a closed container. Sprinkle sparingly on carpets. After 20 minutes, vacuum the carpet.

This is a little like the old practice of strewing herbs around the house, without the mess, since the vacuum cleaner removes the herbs and baking soda.

Eucalyptus & Pennyroyal Flea Repellant

1 cup white vinegar
½ teaspoon eucalyptus essential oil
½ teaspoon pennyroyal essential oil

Mix the white vinegar and the eucalyptus and pennyroyal essential oils. Pour the solution into a spray bottle. Frequently mist areas of flea infestation and along walls and doorways. This repellant has a pleasant scent that helps freshen the room.

Flea Body Spray

- 1 cup boiling water
- 1 teaspoon chamomile
- 1 teaspoon powdered valerian root
- 1 teaspoon powdered licorice root
- 1 teaspoon peppermint
- 1 cup witch hazel

Pour boiling water over the chamomile, valerian root, licorice root, and peppermint. Steep until cool. Strain. Add the witch hazel. Pour into a spray bottle. Mist arms and legs to repel fleas and other insects.

Basil & Lavender Mosquito Rub

½ cup rubbing alcohol
1 tablespoon basil
broken cinnamon stick
½ teaspoon lavender essential oil

Add the basil and broken cinnamon to the alcohol. Let this steep for 2 weeks and strain. Add the lavender essential oil and mix well.

Pour a small amount into the hand and rub on your arms, neck, legs. Use care on the face. This is a good mosquito deterrent. Use it when you'll be outdoors at dusk for any length of time.

Lavender Mosquito Rub

½ teaspoon lavender essential oil
4 tablespoons unscented hand lotion

Add lavender essential oil to unscented hand lotion and rub it into exposed skin. Although this may be pleasant-smelling to you, insects don't like it.

Vinegar & Catnip Rub

catnip
lavender buds
spearmint
apple-cider vinegar

Fill a Mason jar with catnip, lavender buds, and spearmint. Cover the herbs with apple-cider vinegar. Steep in a sunny window for 2 weeks. Strain. Use as a body rub to repel pests.

Basil Mosquito & Fly Repellant

dried or fresh basil or basil essential oil

To get rid of flies or mosquitoes, on low heat, simmer a pan of water on the stove and add basil to the hot water. The scent repels flies and mosquitoes.

Grow basil in the windowsill or near doorways. You can also banish pests from picnics if you light a candle and add a few drops of basil essential oil to the melted wax on top. The scent will linger in the air and deter flying insects.

Vanilla Bug-Off Remedy

2 vanilla beans
2 cups (1 pint or 480 ml) vodka

Break the fresh vanilla beans and add them to the vodka. Let steep for 2 weeks or more. Strain. For a stronger scent, repeat the procedure. Rub onto exposed areas of the skin. Reapply as needed. Vanilla has a great smell and keeps bugs away.

Stinky Valerian Repellant

¼ cup powdered valerian root
2 cups vodka

Steep the valerian root in vodka for 2 weeks. Strain. Rub on all over. Although it smells bad, you won't be bothered by biting flies, mosquitoes, or gnats. This repellant is good for camping or working in the garden and when you need heavy-duty protection.

Cedarwood Pest Oil

¼ cup olive oil
10 drops tea-tree essential oil
10 drops peppermint essential oil
20 drops cedarwood essential oil

Mix the olive oil with the tea-tree, peppermint, and cedarwood essential oils. Pour the oil into a spray bottle and mist the skin. Keep out of eyes or sensitive areas.

Moths

Lavender Moth Repellant

dried lavender buds
fresh unbudded lavender stems
lemon and orange peels

Wrap up little bundles of dried lavender buds with orange and lemon peels in a mesh bag, tie them with a ribbon, and hang them in the closet to keep moths away from sweaters and important, stored clothing.

You can also make a lavender wand by picking about 15 stems of lavender that have not quite budded out yet. Tie them just under the buds with ribbon. Then fold 9 of the stems down over the lavender buds, tying above the buds, and weave a ribbon through the stems, tying a pretty bow below the "encased" buds. Trim stems at the bottom evenly and tie a ribbon at the very end from which you can hang the lavender wand. Dry for 1 week.

Hang or place these lavender sprays in a drawer with clothing and they will chase away moths and give the clothing a pleasing scent.

Citrus Moth Repellant

lemon or orange peel

Moths hate the smell of citrus fruits and peels. Make up bags of dried lemon or orange peels to tuck among your fine clothing. This is an old remedy.

Bees & Spiders

Bee-Sting & Spider-Bite Remedies

These bee-sting remedies are also good for spider bites.

Basil: If you get stung by a bee, be sure to have fresh basil growing in your yard. Rub a leaf over the bee sting; it will take away both the pain and the swelling.

Lavender: Lavender essential oil also relieves the pain and swelling of a bee sting or spider bite.

Roaches

Hot Alum Water

½ cup alum
4 cups boiling water

Add the alum to the boiling water. While hot, use a paintbrush to apply it to cracks and other places bugs are found. This kills ants, roaches, spiders, or any creepy crawler.

Molasses Pot

molasses or honey
cooking pot

Coat the insides of an old soup pot with honey or molasses. Put the pot against a wall where you see roaches. Leave overnight. In the morning, the pot will be licked clean and you'll find roaches in the bottom of the pot. Pour boiling water over them.

Boric Acid

borax or boric acid

Sprinkle powdered boric acid or borax under the kitchen sink, in the corners of cupboards, and in crevices or cracks where bugs might hide. This method works quite well. It is popular in Texas and the South for ridding house of roaches. You'll need to refresh the boric acid every 6 months. Although this is less toxic than use of insect sprays, you'll want to keep pets out of the boric acid.

Sticky Paper

6 ounces (168 g) rosin
1 tablespoon melted shortening

To catch ants, flies, and roaches, use an old pot or pan bought at a yard sale. Melt the rosin with the shortening. It should form a very thick mixture. Spread with an old knife or stick onto cardboard. Place this where pets and children cannot reach. Pests will stick to it and when it's filled, you can toss in the trash.

Ants

Homemade Ant Killer

- ⅓ cup white vinegar
- 3 tablespoons lemon-scented dishwashing liquid
- ⅔ cup water

Mix the vinegar, dishwashing liquid, and water. Pour the solution into a spray bottle. Spray areas where pests congregate.

Lemon Verbena Solution

2 tablespoons lemon verbena
1 cup alcohol
2 tablespoons lemon-scented dishwashing liquid

Add lemon verbena to the alcohol. Let steep for 2 weeks and strain. Add the lemon-scented dishwashing liquid. Pour this into a spray bottle and mist areas where you see pests. This also works on roaches.

To Get Rid of Ants

Cayenne Pepper: Sprinkle cayenne pepper around areas where ants are usually seen.
Cinnamon: Sprinkle powdered cinnamon where you usually find ants.
Spearmint: Place sprigs of spearmint in areas where you find ants.

PLANT & GARDEN SPRAYS

Natural Fertilizers

Plant Fertilizer Manure

cow and chicken manure
water

To a 5-gallon (20-liter) bucket, add 1 gallon (4 liters) of fresh cow manure and chicken manure. Let the mix soak for 30 days in a warm spot; a greenhouse is ideal. Pour off the liquid into a large tub and add enough water to make a weak solution that's light brown. Use this to water plants up to three times a year.

This is good for fertilizing houseplants and outside plants. It is especially good to use when you plant vegetables. This is also helpful for plants right before they bloom.

Coffee-Grounds Fertilizer

2 cups coffee grounds
½ cup bonemeal
½ cup wood ash

Put the coffee grounds, bonemeal, and wood ash in a plastic bucket and mix well. Sprinkle around shrubs and perennials.

Lawn Fertilizer

1 cup Epsom salts
1 cup ammonia
water

Mix the Epsom salts and ammonia in a glass jar. Seal. When ready to use, mix 2 tablespoons of this concentrate in a 2-gallon (7.6-liter) watering can. Sprinkle over the lawn. Mixed with water, this formula covers 200 sq. feet (18 sq. meters).

Before the Compost Heap

In the past, rather than piling up compost heaps, farmers utilized their barn cleanings on fields as a way of feeding their crops. Native Americans buried a fish each time they planted a corn seed to "feed" the corn. Today, most city-dwellers, suburbanites, and, indeed, most farmers do not have animals to supply manure for gardens. So, we bypass that process and place our kitchen scraps directly into the compost heap.

The traditional farmhouse kitchen scraps went to the chickens and hogs. Hogs especially love spoiled milk and other scraps that most other animals will not eat. Chickens eat almost anything, too. Twice a year, chicken and hog pens were cleaned out and manure was used to enrich garden soil.

Today, we add kitchen scraps to the soil and allow them to decompose. Then we add the compost to our gardens.

Weeds

Easy Weed Killer

boiling water
salt

To kill weeds in cracks of sidewalks or driveways, simply bring water to boil and pour it hot onto weeds. Or add salt to boiling water and use that. But keep the boiling water and salt away from plants you want to keep.

Natural Insecticides

Marigold & Garlic Spray

marigold leaves and flowers
3 to 4 mashed garlic cloves
boiling water
¼ cup dishwashing liquid

Fill a Mason jar with marigold flowers and leaves and the mashed garlic cloves. Pour boiling water over the marigolds and garlic. Let cool and strain. Add the dishwashing liquid. Pour this into a spray bottle and soak down plants. This formula helps get rid of aphids, beetles, and squash bugs.

De-Bugging Spray

2 cups warm water
1 tablespoon dishwashing liquid

Mix the water and dishwashing liquid well and spray it on plants. For yards, attach a sprayer to which 1 cup of dishwashing liquid has been added. Spray grass, bushes, and plants regularly to get rid of pesky problems.

Garden Insecticide

1 tablespoon dishwashing liquid
1 cup vegetable oil

Mix the dishwashing liquid with vegetable oil. To use, add 2 teaspoons of this mixture to 1 cup of water. Spray on plants including under the leaves. Store this concentrate so that you can use it when needed. It helps protect growing vegetables.

Interplanting to Control Insects

Try planting these herbs and flowers around plants you want to protect.
Mint & Rosemary: To control aphids, plant mint or rosemary around fruit trees.
Catnip: Catnip repels the cabbage moth.
Marigolds: The Mexican bean beetle, tomato hornworm, and whiteflies all hate marigolds.
Garlic: Japanese beetles dislike garlic.
Wormwood: Slugs avoid wormwood.

Crickets & Grasshoppers Remedy

2 cups molasses
2 cups warm water

Mix 2 cups molasses with 2 cups warm water in a Mason jar. Set these in the garden as traps to get rid of crickets and grasshoppers.

Insecticide Juice

tomato leaves and stems
boiling water

Fill a Mason jar with tomato leaves and stems and pour boiling water over them and let cool. Strain. Pour the solution into a spray bottle. Spritz houseplants or outdoor plants. This natural insecticide will kill green flies, plant lice, and other pests.

Tomato Hornworm Remedy

powdered hot peppers

These green worms with white stripes feed on leaves of tomato plants and sometimes the fruit, as well as on eggplant, potatoes, and peppers. Get rid of them by drying some hot peppers.

Wear protective glasses and cover mouth and nose. Put peppers into a blender or food processor and grind them to powder. Wear gloves and sprinkle this powder onto the plants.

Apple Maggot Trap

molasses
water
yeast

Apple maggots are small white worms that look like maggots; they cause rotten apples, plums, cherries. To get rid of them, use clean pint (500-ml) Mason jars half full with a mixture of molasses and water. Add a little yeast. Wrap string or wire around each jar and hang the jars in fruit-tree limbs. You'll trap small apple maggots before they get a chance to lay eggs.

Buttermilk Spray for Spider Mites

flour
buttermilk

Spider mites cause leaves on roses, ivy, and many vegetables to turn brown. They appear as tiny red dots on the leaves.

Mix flour and buttermilk to make a thickened liquid. Spray this liquid on the infested plants.

Marigold Spray for Spider Mites

4 tablespoons marigold flowers and leaves
2 cups boiling water

Make a spray with marigold tea. Use 4 tablespoons marigold flowers and leaves to 2 cups boiling water. Steep for 10 minutes. Cool; use as a spray on plants.

Snails & Slugs

Snails and slugs feed on many plants and can become a nuisance. They have soft bodies and congregate where it is dark and damp.

Salt: To rid yourself of these pests, sprinkle them with salt.

Beer: Set out a foil pie pan filled with beer.

Tobacco Tea: Spray surrounding areas with a tea made from tobacco leaves.

Cabbage Worm Remedy #1

1 cup salt
1 gallon (3.8 liters) warm water

Mix well and pour the salty water onto cabbages. Do this twice, 1 week apart, and the worms will be destroyed. You can also use this to prevent cabbage worms from destroying your cabbage.

Cabbage Worm Remedy #2

2 tablespoons mild dishwashing liquid
2 cups kerosene
1½ gallons (6 liters) water

Bring soap and water to boiling, and then remove from heat and stir in the kerosene. Keep in a spray bottle to spray plants down as needed.

Cucumber & Melon-Vine Bugs

Cayenne Pepper: Dust plants with cayenne pepper in the morning before the dew has dried. Repeat once a week.
Ashes & Kerosene: To kill the striped bugs that destroy these plants, try mixing ashes with kerosene. Bury a handful of this mixture near the hill closest to the plant. This reportedly drives away bugs.

Spot & Stain Removers

Stain-Lifter for Pretreating Laundry

leftover soat bits
boiling water

You'll need a squeeze bottle like one you'd use for dispensing honey. Gather leftover bits of soap too small to use in the bath. Place them in the squeeze bottle. When the bottle is half full of soap, add boiling water. The soap will melt into a jelly. Shake well to mix. Use this soap to pre-treat stains on clothing before laundering them.

Spot & Stain Troubleshooting

White vinegar removes most stains and helps dissolve grease. You can use these spot removers on clothing, tablecloths, curtains, and other household cloth fabrics.

Coffee & Wine Stains: Blot with club soda or make a paste of water and salt and blot.

Fruit & Wine Stains: Use 1 teaspoon ammonia to ½ cup rubbing alcohol. Blot gently.

Ink Stains: Wet the stain with water. Make a paste of lemon juice and cream of tartar. Apply, let sit for 60 minutes, and wash as usual. Or dissolve the ink with glycerin and rinse.

Grease Spots: Rub a raw potato over the stain.

Delicate Fabrics: Add 1 tablespoon glycerin to ½ cup water. Mix well and use a cloth to blot the stain gently.

Old Lace & Tablecloths

Alcohol & Water Wash

water
alcohol

To bring new life to old lace and to tablecloths, in a dishpan or pail mix equal amounts of water and alcohol. Squeeze the cloth in the mixture, wring it out gently, and lay it flat to dry.

Lace Wash

1 rounded teaspoon borax
1 rounded teaspoon sugar
2 cups warm water

To launder lace, add the borax and sugar to the water. Mix. Gently squeeze the cloth in the borax-sugar water to clean it. Rinse and lay it out flat to dry.

Starch

Homemade Spray Starch

1 cup cold water
1 tablespoon cornstarch

Mix the water and cornstarch. Pour it into a spray bottle and keep the starch handy for ironing. Shake before using.

SOAPS

Soapmaking

Soapmaking is a traditional but necessary art that's fun to try today. You can make many different kinds of soap to suit your imagination—hard soaps, soft soaps, soaps made with different fats, soaps with varied scents and hues. Basically, all soap is made the same way by combining fat, water, and lye. The differences come from your choices of ingredients and their amounts.

If you make a large enough batch, you'll only have to make soap once a year. Then whenever you need soap, you can just raid your closet instead of going to the store to pay those high prices. Fall was a traditional soapmaking time, since butchering was done at that time and there was plenty of animal fat on hand.

Leftover soap will last years and years; in fact, the older the soap the better it lathers. You can use homemade soap to create your own dishwashing liquid and laundry soap. Look for recipes in this chapter.

About Ingredients

You can find lard or tallow at the butcher's shop or in the meat department at some grocery stores. You can also buy lye in grocery stores.

Wood-Ash Lye

Lye wasn't always easily purchased from the local grocery in those convenient crystals. Before that consumer luxury, people in the 19th century made their own lye by leaching it from wood ashes. This wood-ash lye, known as potash, is much less caustic than the commercial kind we commonly use today. Made up mainly of potassium carbonate, potash is easy to formulate yourself, if you want to experiment. Wood-ash lye, like today's commercial lye, was used for making soap. Mixed with fat and water, it makes an everyday soap.

Making Wood-Ash Lye

You'll need a wooden bucket with a 1-inch (2.5-cm) hole in the side 1 inch (2.5 cm) up from the bottom, a medium-size crock (the kind they used to make pickles in), some hardwood ash (oak is best), and straw.

Line the bottom of the bucket with 1 to 2 inches (2.5 to 5 cm) of straw; then pack the ash tightly to fill the bucket, making a good-size depression in the middle. This depression will hold the boiling water that you'll pour on top of the ash. The crock should be positioned under the hole in the bucket to catch the liquid that will seep through. This liquid will be your lye.

Go slowly in this process. Pour more boiling water over the ash as the liquid disappears. Keep the process going; it may take several days to get the desired amount of lye. At the end of this process, you'll have homemade lye just like that which people made in earlier centuries.

Lye & Soapmaking Cautions

Be very careful and make sure that pets and children are out of the way. Also wear gloves and safety glasses. You'll want to use a utility-room sink, not your kitchen or bathroom sink. Lye is very caustic. Don't inhale fumes when mixing lye and never mix lye with hot water, since this will cause it to boil over. Pour the lye into the water rather than the other way around.

Soapmaking 1–2–3

1. In 1-gallon (4-liter) widemouthed glass jug or heatproof jar 2 quarts (2 liters) or larger, measure cold water that's 70 to 75° F (21.1 to 23.9° C). It must be this temperature. Place this in your sink.

Stir continuously with a wooden spoon and slowly add the lye. The water will heat up to over 200° F (93.3° C). Keep stirring to dissolve the lye completely. Use a glass, dairy, or soapmaking thermometer to check when the water-lye solution cools to the correct temperature in your recipe. At the same time, melt the fat on the stove in a 10- to 12-quart (10- to 12-liter) old enamel pot; use another thermometer to bring it to the correct temperature for your recipe.

2. When both the water-lye mixture and the fat are at the correct temperatures, in the sink slowly add the water-lye mixture to

the fat, stirring constantly. The temperature of both the water-lye and the fat must be within 5° F (3° C) of each other. Stir constantly for 15 minutes. The liquid will be thin, but as you keep stirring, it will slowly thicken. You'll know your soap is done when it will "trace" or leave a mark when you lift your spoon. If it hasn't thickened after 15 minutes, wait another 15 minutes, and stir and test it again. Do this again until the mixture finally thickens.

When it "traces," stir in 1 to 2 tablespoons of a desired essential oil and, if you have hard water, add 2 cups of borax.

3. Pour the soap into prepared molds. Use commercial molds, wooden trays, shoe boxes, or cardboard boxes with the sides cut down. Line the molds with heavy-duty wax paper 1 inch (2.5 cm) from the top of the trays on all sides. Use tape to secure the paper so that it doesn't move or wrinkle. Cover the soap-filled molds with a piece of wood, then with a blanket.

4. After 24 to 48 hours, don gloves to unmold the soap. Cut it into bars with a knife or use a wire to cut it just as you would cheese. Lay the soaps on brown-paper grocery sacks placed on top of plastic trash bags to air out and dry for at least 3 to 4 weeks. Or lay them out on wooden racks and shelves. After this period, store the soaps in plastic bags with "zippers" or plastic containers, or wrap them for gift-giving.

You may have a batch that doesn't turn out; the lye-water and fats may separate. When this happens, reheat the mixture to 140° F (60° C), stirring constantly. When that temperature is reached, remove from heat and stir until the mixture "traces." You can then pour it into molds again.

Classic Soaps

Basic Soap

1 can (12 ounces or 336 g) commercial lye
2½ cups water
6 pounds fat or 13½ cups half beef tallow, half lard

Bring the lye-water to 93° F (33.8° C) and the fat to 125° F (51.7° C) before mixing them together. If you wish, you can use 6¾ cups beef tallow and 6¾ cups lard, to total 13½ cups, in place of the 6 pounds of fat. Proceed with the Soapmaking 1–2–3 directions on pp. 427–429. Heed the basic soapmaking cautions on p. 426.

This recipe makes 36 bars or about 9 pounds (4 kg).

Soap from Scratch

6 pounds wood ash
4 pounds lard
¼ pound pine resin

Mix the wood ash, lard, and pine resin. Let sit for 5 days. Put the mixture in a 10-gallon (38-liter) barrel and fill the barrel with warm water. Stir the mixture with a big stick morning and night for 10 days. Pour the soap into prepared molds.

This pine soap recipe does not produce a high-quality soap, but it satisfies those of us who are curious about how American pioneers made their soap.

Castile Soap

1 can (12 ounces or 336 g) lye
4 cups water
38 ounces (1.1 kg) good tallow
3 cups olive oil
3 cups coconut oil

Mix the lye and water. In a separate pan, mix the tallow, olive oil, and coconut oil. Bring both the lye-water mixture and the fats mixture separately to 90° F (32.2° C) before combining them. Then follow the Soapmaking 1–2–3 directions on pp. 427–429.

This recipe makes a hard, white soap.

Medicated Soap

1 pound (0.45 kg) castile soap
1 ounce (28 g) powdered sulfur

Grate the castile soap and melt it on top of a double boiler. Stir in the powdered sulfur. Pour this into prepared molds. Cut into bars and dry. Use this soap for sensitive skin, skin disease, or irritation.

Fancy Soaps

Soap Scent

1 tablespoon lavender essential oil
2 teaspoons dried rosemary
1 teaspoon powdered cinnamon

Here's a scent combo. Mix lavender essential oil with dried rosemary and powdered cinnamon. Just add it to the almost finished basic soap recipe.

Nourishing Dry-Skin Soap

2 cups cold water
½ cup lye (commercial)
½ cup coconut oil
2½ cups vegetable shortening
½ cup sweet almond oil
½ cup castor oil
¼ cup powdered herbs (optional)
1 tablespoon essential oil(s) (optional)

Let the lye-water mixture come to 90 to 100° F (32 to 38° C). If necessary, put the jar in a pan of cold water. Melt the vegetable shortening and combine it with the coconut oil, sweet almond oil, and castor oil. Let the oil mixture cool to between 90 to 100° F (32 to 38° C). Combine the lye-water with the oils and stir until thickened. Add the powdered herbs and essential oils. Continue stirring until the mixture "traces." Pour it into prepared molds.

Glycerin Soap

1 can lye (12 to 13 ounces or 336 to 365 g)
2½ cups cold water
10 cups vegetable shortening
2 cups olive oil
1½ cups coconut oil
¾ cup glycerin
1 to 2 tablespoons essential oil(s)

Bring the lye-water mixture to 90 to 95° F (32 to 35° C). If necessary, put the pan in cold water to help bring down the temperature. Heat and melt the shortening, olive oil, and coconut oil to 100 to 110° F (37 to 43° F). Pour the lye-water into the fats, stirring constantly. Now add the glycerin. When the mixture thickens, add the essential oils you've chosen. When the mixture "traces," pour it into molds.

Creamy Oatmeal & Rose Soap

1 cup oatmeal
½ cup rose petals
1 cup goat's milk or half and half
1 can (12 to 13 ounces or 336 to 364 g) lye
3½ cups water
13 cups tallow or lard
1 tablespoon rosewood or rose-geranium essential oil

Blend the oatmeal, rose petals, and goat's milk in a blender. The mixture should be powdered.

Bring a mixture of lye and water to 96 to 98° F (35 to 37° C) and the tallow or lard (fat) to 98 to 100° F (37 to 38° C). Then combine the lye-water with the fat. When it just begins to thicken, add the goat's milk mixture and keep stirring until it "traces."

At this time, add rosewood essential oil or rose-geranium essential oil. If you feel really extravagant, add expensive rose essential oil. When ready, pour the soap into a mold 19×12½ inches (47.5×31.25 cm or rough equivalent). Cut into bars after 24 hours.

Tropical Dream Soap

1 tablespoon lemon-verbena leaves
⅓ cup boiling water
1⅓ cups grated Ivory soap
4 drops grapefruit essential oil
2 drops lemon essential oil
2 drops basil essential oil
1 drop lime essential oil
petroleum jelly

For your mold, wash an empty cardboard half-gallon (2-liter) milk carton. Cut it down to about 4 inches (10 cm) high and grease the inside with petroleum jelly.

Make strong lemon-verbena tea, using 1 tablespoon lemon-verbena leaves in ⅓ cup boiling water. Steep for 10 minutes. Strain. Put the brewed lemon-verbena tea on the stove and bring it to a boil; then reduce the heat to simmer.

Stir the grated soap into the strong lemon-verbena tea. Continue stirring until the soap melts and the mixture is well blended. Remove from heat and add the grapefruit, lemon, basil, and lime essential oils. Mix well again and pour into the mold.

Dry until firm. Age at least 1 week after removing from the mold. This recipe makes two bars.

You can use two molds from the milk carton or simply use one and cut the finished soap in half.

Mint Soap Balls

- 2 bags peppermint tea
- ⅓ cup boiling water
- 3¼ cups grated castile soap (about 2 bars)
- 3 drops peppermint essential oil

Make a strong peppermint tea, using 2 bags tea to ⅓ cup boiling water. While the peppermint tea is hot, pour it over the grated castile soap and knead. Add the peppermint essential oil and mix well. Form into balls. Let the soap balls air dry on waxed paper about 1 week.

To smooth the balls, place them under running water and rub. Let dry and store.

Chamomile Spice Soap

4 tablespoons fresh or 2 tablespoons dried chamomile
4 tablespoons warmed glycerin
1½ cups finely grated unscented soap
2 tablespoons honey
4 drops chamomile essential oil
10 drops clary-sage essential oil
10 drops nutmeg essential oil

Add fresh or dried chamomile to the warmed glycerin. Remove from heat and cover. Let this sit overnight. Strain.

Melt the soap on top of a double boiler. Remove from heat and add the herbed glycerin. Stir in the honey and the chamomile, clary-sage, and nutmeg essential oils. Mix well. Pour into greased molds.

This recipe makes two bars.

Homemade Soap Solutions

Hand Dishwashing & Laundry Detergent

Before switching from commercial soaps, just this once, run the clothes through the wash with 1 cup baking soda and no soap to clean the fabric of residues and to prevent yellowing. After that, just add a ½ cup baking soda or borax to each wash when you add your homemade cleanser.

If you use grated soap flakes alone, it can be difficult to get the soap to dissolve completely. After doing laundry, you'll have errant soap pieces all over your clean clothes.

Here are two easy recipes for hand dishwashing and for laundry detergent.

Jellied Soap

½ pound (224 g) homemade grated soap
2 quarts (1.8 liters) water
½ teaspoon sassafras or another essential oil

Grate the homemade soap. Bring 2 quarts (2 liters) of water to boil and add the soap shavings. Boil for about 10 minutes and cool.

Old recipes call for scenting the soap with oil of sassafras, but you can scent it with any essential oil you wish. Keep the jellied soap in a closed container. This makes a jellied soap you can use for both clothes washing or dishwashing.

Easy Soapy-Water Wash

3 or more soap bars
boiling water

Place a few bars of soap into a wide-mouthed ½-gallon (2-liter) jar, the kind used for canning or any heatproof jar. Pour boiling water into this and let it cool. Shake it a few times.

When you get ready to wash dishes or clothes, run the hot water. Then add some of this soapy liquid. You'll have to experiment to get the right amount of soap for what you want to accomplish.

Replace the liquid you use from the jar with more boiling water until the soap bars disappear. Then you can simply add more soap bars and begin the process again.

CANDLES & POTPOURRI

Beeswax Candles

Beeswax candles smell heavenly. They don't smoke like other waxes. When making candles, remember that a wick too narrow for your candle will cause the wax to drown the flame, and a wick too thick will smoke.

Candle Molds

Meantime, prepare your molds. Small waxed-paper cups work for votives. Cut-down milk cartons make good candle chunks. Jelly jars also work, as do commercial candle molds. Spray the molds with a cooking spray so that they come out easily.

Wicks

Make wicks by cutting the cotton wicking 3 to 4 inches (7.5 to 10 cm) longer than your mold and dipping it into the wax. Lay the wick out to cool on waxed paper. Attach tiny fishing sinkers to the bottoms or tie the string to something weighted, like metal buttons or flat washers.

Preparing the Beeswax

If your beeswax is fresh from the hive and not yet cleaned, here's how to clean it. On low heat, melt the wax and add a little—not much—apple-cider vinegar and water to it. Keep the temperature at 135 to 140° F (57 to 60° C) for at least 12 hours. Maintain the temperature for 2 days, if you can.

After the 2 days, the heated wax should float to the top. The honey should make up the next layer, with dirt at the bottom. Merely skim off the beeswax and place it in another old pan.

Beeswax Candlemaking

Heat up the prepared beeswax to 200° F (94° C). Pour the wax into prepared molds and set your wicks in the middle, tying the tops of the wick(s) to a pencil or Popsicle stick placed over the top of the mold. This holds the wick in place in the middle of the candle. Let the candle set to harden and cool. Then trim the wicks.

Dipped Beeswax Candles

Melt your wax in a deep container and have a larger container full of ice water. Heat the wax to 200° F (94° C). Hold a length of cotton wicking in the middle. You should have about 6 to 8 inches (15 to 20 cm) of wick hanging on each end. Or decide how long you want these taper candles.

Wear long gloves so that you don't burn your fingers or arms with splashed hot wax. Now put the wick on a wooden spoon so that the wick hangs down each side. Dip the wick ends into the wax. Then dunk it into the ice water. Now dip it into the hot wax again, then into the ice water. Each time you repeat these steps, your candle will get fatter. When it is as fat as you want, hang the candles to dry and harden. Trim the wicks before you burn them.

Rolled Wax Candles

Beeswax sheets make easy rolled beeswax candles. Purchase beeswax sheets from craft shops or beekeeping suppliers. You can buy the sheets in multicolors, too. Since they are about 16 inches (40 cm) long, cut your wicking accordingly.

Place the wax sheets in a warm place—80 to 85° F (26 to 30° C)—so that they will be pliable. Cut the sheet on an angle so that the top edge slants down a little for three or four rolls. Place your wick on the high edge and begin rolling tightly. Use your warm fingers to press the edge to seal the last roll, and it's finished.

Paraffin, Tallow & Other Candles

Paraffin Candles

paraffin
beeswax
candle dyes or crayons
stearic acid
essential oils (optional)

Paraffin candles are less expensive to make than beeswax candles. You can add essential oils for scent after removing the paraffin from the heat. Beeswax candles can be scented, too, but you may not want to scent them since they have a sweet, natural scent all their own.

To make the candles last longer, you may want to mix half paraffin and half beeswax. That will make a superior candle. Or if you're making tapers, make your last three or four dips beeswax so that the outer layer is beeswax and the inner layer is paraffin. Candles kept in the refrigerator reportedly burn longer.

When melting the wax, you may want to use a coffee can with a lip bent into the top rim for a pouring spout. Use oven mitts to handle it. Place the coffee can in a pot with 6 to 8 inches (15 to 20 cm) of water that you bring to simmer. Melt the wax slowly on low heat.

For every 2 pounds (56 g) of wax (paraffin and beeswax), add ⅓ cup of stearic acid after it is melted. Also add any coloring agents—candle dyes or crayons—then.

You can buy candle dyes from candle supply companies or shops that sell beekeeping equipment. If you don't want to use candle dyes, add one or two crayons. You can get a wide variety of colors from crayons, and they don't cost much.

Tallow Candles

2 pounds (0.9 kg) deer, goat, or beef tallow
beeswax (optional)
⅓ cup alum or stearic acid
string

You'll need some tallow (fat). Beef tallow is okay, but deer or goat tallow makes a better candle. Melt and strain the tallow twice through cheesecloth. You might even want to just skim the fat off the top for the best-quality, clearest fat. Add some beeswax, if you have it. You'll also want to add alum or stearic acid since that helps harden the candle. About 2 pounds (0.9 kg) of fat makes about 12 candles.

Emergency Candle

mullein leaf
bacon grease
jar lid
sand

If you are out camping or just need an emergency light, here's a recipe for you. Dip a mullein leaf into bacon grease and roll it into a tight stick. Let the grease cool until the leaf is stiff. Then put this mullein stick in an empty jar lid that's turned up.

Heap sand around the bottom to make it stand upright. Light the mullein leaf and you'll have a rustic candle.

Mullein used to be called hag's taper. Ancient Romans dipped mullein flower stalks into tallow to make torches.

Decorated & Holiday Candles

Decorated Candle

large round candle
hair spray
white glue
potpourri
cinnamon
ground cloves
wax

Use a large round candle. Spray the sides with hair spray and let them dry. Next apply glue all around the sides but not on the candle's top or bottom. Have a bowl filled with the potpourri of your choice. Cinnamon and ground cloves in the mix work especially well, as do other potpourri ingredients. Let the glue dry overnight.

The next day, set a coffee can in boiling water. Inside the can, melt some wax at 185 to 200° F (85 to 94° C). Have a cold-water dipping pan handy.

Put a few drops of essential oil all around and on the potpourri that's glued to the candle. Tie a string to the wick of the candle and dip the candle all the way into the wax so that the potpourri will be covered. Dip in the water and drain. Repeat the procedure.

You'll be able to see the potpourri through the wax. As the candle burns, it will release a delicious aroma. Use this decorated candle to dress up a table or give it as a gift. It emits a pleasing, spicy scent.

Metal Candleholder

tin or metal can

With tin snips, cut away the side of a tin or metal can, leaving one side on and a 1-inch (2.5-cm) rim up from the bottom. You can cut the can in decorative shapes, if you wish. Next, punch a hole in the top of the remaining can wall,and you'll be able to hang your candleholder.

Place a candle in the bottom of the can, and the tin side behind it will reflect the light out wonderfully. Hang the metal candleholder on a wall from a hook.

Party Candle Luminaries

glass jars
wire
sand

Use glass jars the size to fit your candle. Jelly jars work well for votives, and pint (480- to 500-ml) or Mason jars work for larger candles. Twist wire around the rim of the jar to make a handle like a bucket. Add 1 to 2 inches (2.5 to 5 cm) of sand in the bottom of the jar and set the candle down into it. Now light and hang the jars in the yard for parties and nighttime barbecues. The jars keep the candles from blowing out or being knocked over.

Bug-Proofing: Put a few drops of citronella essential oil on the melted wax near the wick. Stay away from the flame; the essential oil is volatile.

Holiday Candle-Bag Luminaries

small paper bags or plastic milk jugs
candles
sand

These candleholders decorate your entryway for holiday parties and special occasions in a festive way. Neatly roll down the tops of brown or white paper lunch sacks several times. If you wish, cut out holiday designs on each bag, like a jack-'o-lantern face or snowflake. After you have cut out the design, you'll want to tape a piece of thin paper over the cutouts to prevent the wind from blowing out the candle.

Place 3 to 6 inches (8 to 16 cm) of sand in the bottom of each bag, and nestle a candle down in the middle. The bag height must be at least 3 or 4 inches (7.5 or 10 cm) higher than that of the candle.

Now line the walkway up to you door and at dusk, light your candles.

If you collect plastic milk jugs, you can use them instead of the paper bags. Rinse the jugs well and cut off their tops. Make the milk-jug luminaries all the same height, well above that of the candle. Add sand to the bottom and put the candle down in the center, supported by the sand.

These can brighten a path for Halloween trick-or-treaters to your door. They also work well around Christmas and can sit along a driveway in snow. Some neighborhoods use them Christmas Eve for a kind of light-up night.

Since these bags contain burning candles, use them with care.

Dry Potpourri

People once covered floors with dried, scented herbs to mask unpleasant odors in the home. The practice of herb strewing began long before cleanliness was considered next to godliness. Later, herbal scents were used medicinally to "drive out" evil spirits, that is, germs.

Potpourris freshen rooms naturally, just as strewn herbs do. Potpourris are a more sophisticated and less messy expression of herb strewing. Rose petals are the most popular ingredient in traditional potpourris and may indeed have been the first potpourri ingredient ever used.

Dry the herbs and flowers for these recipes on screens or newspapers in a warm, darkened room out of direct sunlight until completely dry. For finished potpourri, use translucent or transparent containers with lids you can remove as you wish.

Old-Fashioned Potpourri Mix

2 cups dried rose petals
1 cup dried lavender buds
1 cup dried rose-geranium leaves
½ cup dried rosemary
1 tablespoon crushed cinnamon
1 tablespoon whole cloves
1 tablespoon nutmeg
3 tablespoons powdered orrisroot
2 tablespoons gum benzoin
8 drops rose or rosewood essential oil
5 drops lavender essential oil

Mix the rose petals, lavender buds, rose-geranium leaves, rosemary, crushed cinnamon, whole cloves, and nutmeg. For a fixative, add the powdered orrisroot and gum benzoin. Add the rose or rosewood essential oil and the lavender essential oil. Enclose all these ingredients in a tightly closed jar or box. Open for a half hour to scent the room.

Fresh & Fruity Potpourri

plum or peach stones
4 cups dried rose petals
1 cup dried chamomile
1 cup dried sweet woodruff
½ cup lemon verbena
3 tablespoons dried, curled lemon peel
2 tablespoons coarse salt
1 tablespoon powdered benzoin gum
2 tablespoons nutmeg
8 drops lemon essential oil
10 drops chamomile essential oil

In preparation a few days before you make the potpourri, clean and dry plum, peach, or other fruit stones for decoration in the mix. Shave lemon peel into curls and dry. Mix the rose petals, chamomile, sweet woodruff, lemon verbena, lemon peel, coarse salt, benzoin gum, nutmeg, lemon essential oil, and chamomile essential oil. Add the fruit stones.

Allow the mixture to set in a closed container for several weeks to let the fragrance blend. Put the potpourri in decorative jars, ready to use.

The coarse salt acts as a preservative and the benzoin gum acts as a fixative.

Fresh-as-Outdoors Potpourri

1 cup granulated sugar
3 tablespoons real maple syrup
2 cups green, fresh pine needles
1 cup cedar chips
1 cup small pinecones
1 cup dried sweet woodruff
10 drops rosewood essential oil
8 drops sandalwood essential oil

Mix the sugar and maple syrup well. Let it sit out until the sugary texture is dry. Add a little more white sugar if the mixture seems too wet. The sugar acts as a preservative. To this sugar add the pine needles, cedar chips, pinecones, sweet woodruff, rosewood essential oil, and sandalwood essential oil. Blend well.

Put the potpourri in a closed container for 3 weeks. Then you can transfer it to one or more decorative containers or open dishes. Set them out to scent a room.

Christmas Potpourri

1 cup wood shavings
2 cups dried rosemary
2 cups green pine needles
½ cup dried, curled orange peel
½ cup small pinecones
1 tablespoon powdered cinnamon
1 tablespoon whole nutmeg
1 tablespoon whole cloves
10 drops frankincense essential oil

8 drops sandalwood essential oil
6 drops pine essential oil
6 drops orange essential oil
2 or more cinnamon sticks (optional)
pine sprig (optional)
ribbon (optional)

Prepare curls of orange peel and dry them for a few days. Mix the wood shavings, rosemary, pine needles, dried orange peel, pinecones, cinnamon, nutmeg, and cloves. Add the frankincense, sandalwood, pine, and orange essential oils. Blend well using a wooden spoon. Put the spice mixture in a closed container and let sit for 4 weeks.

Add broken cinnamon sticks to the potpourri mixture, if you wish. Or, for decoration, tie two cinnamon sticks together with ribbon and a pine sprig. Put the decoration on top of the potpourri or tie it around the neck of an attractive jar.

Old-Fashioned Rose Potpourri

4 cups rose petals
1 tablespoon orrisroot
2 tablespoons sliced ginger root
1 teaspoon aniseed

Pick the roses when almost fully open or three-fourths the way to full bloom. Dry them completely on a screen or newspaper. To the rose petals, add the orrisroot, ginger root, and aniseed. Mix well and put the potpourri mixture in a dish with a lid or any type of pretty container. Let the mixture age for 4 weeks.

Moist Potpourri

This method produces the strongest aroma, although the look and color won't be as pretty as that of dried potpourris. For this reason, you may wish to place these potpourris in opaque containers.

Moist Rose Jar

rose petals
coarse noniodized salt
6 to 8 drops rose essential oil (optional)

Gather rose petals. Dry the petals about 2 to 3 days until leathery. Into a nice wide-mouthed jar with a lid, put ½ inch (1.25 cm) of rose petals; then sprinkle ¼ inch (0.6 cm) of coarse salt over them. Repeat this layering until the jar is three-fourths full. Press the flowers down with a mallet and weight it with a saucer and rock. Stir each day for 10 days. Break the chunks up and stir in 6 to 8 drops of rose essential oil to make the scent stronger.

Store the rose potpourri in decorative containers with lids. Open the rose jar for a half hour to scent a room. This traditional moist potpourri will keep for years.

Moist Lavender Jar

4 cups dried lavender buds
coarse noniodized salt
2 teaspoons fruit brandy or vanilla or lavender essential oil

Layer ½ inch (1.25 cm) of lavender buds and ¼ inch (0.6 cm) of salt. Pour about 2 teaspoons of fruit brandy over all. Instead of the fruit, add vanilla or lavender essential oil, if you wish.

Close the jar. For 10 days, stir once each day. Put the lavender potpourri in decorative containers and close them for 3 weeks. Then use the lavender jar(s) as you wish.

Moist Woodland Scent

1 cup fresh thyme
1 cup fresh rosemary
1 tablespoon powdered cloves
6 to 8 drops eucalyptus essential oil
coarse, noniodized salt
⅔ cup brandy

Mix the thyme, rosemary, and cloves well. Add the eucalyptus essential oil. Place ½ inch (1.25 cm) of this mixture in the bottom of a jar. Layer that with coarse salt. Keep adding the layers until the jar is three-fourths full. Pour ⅔ cup (wineglass) of brandy over it. Let it sit for 2 weeks, stirring once each day.

Put this mixture in decorative jars with lids for another 2 weeks. After the mixture steeps for this time, you can open the jar a half hour at a time to scent the room.

When your household has colds or flus, this invigorating scent is good for everyone. It disinfects the air.

Herb Disks, Balls & Pomanders

Fruit Pomanders

orange or lemon
whole cloves
1 tablespoon cinnamon
1 tablespoon nutmeg
1 tablespoon powdered cloves
1 tablespoon orrisroot
3 drops orange or lemon essential oil
ribbon

Fruit pomanders impart an especially pleasing scent during holidays. Take a fresh orange or lemon. Push whole cloves into the skin over most of the fruit. Leave a little skin clear so that you can tie a ribbon around the orange or lemon later to hang it. Roll the fruit in a spice mixture of cinnamon, nutmeg, powdered cloves, orris-root, and orange or lemon essential oil.

Wrap the spiced fruit loosely in newspaper and let it dry completely for 3 to 4 weeks.

Now tie on a pretty ribbon with a small bow. Hang this from Christmas trees, in closets, or anywhere you wish to impart a spicy scent. These fruit pomanders have the added advantage of repelling bugs.

Cinnamon-Herb Disks

1 cup cinnamon
¼ cup powdered lavender or another herb
6 to 8 drops lavender essential oil
4 to 6 tablespoons white glue
about 1 cup water
lavender buds or other herb (for decoration)

Mix the cinnamon, lavender essential oil, and the powdered lavender or herb you've chosen with 4 tablespoons white glue. Only use enough of the water to make a flexible dough you can work; add more dry mix if the dough is too wet. Cover the bowl and refrigerate for 2 to 3 hours.

Knead until smooth. Sprinkle cinnamon on your work surface and roll the dough out as you would cookie dough.

Cut into shapes with a cookie cutter. Christmas tree or heart-shaped cutters work well. Punch holes in the tops with toothpicks so that you can hang them. Bake these herb disks in a very low oven for 1½ hours to 2 hours or until dry. Cool.

Run a line of glue around the edge of the "cookie," or disk. Sprinkle on lavender buds or another dried herb so that it will stick to the glue. Let it dry completely.

Use a pretty ribbon to make a bow and hanger. Hang these cinnamon-herb disks anywhere to freshen and impart fragrance. If you hang them in windows in the winter, heat from the sun will release the cinnamon-herb fragrance into the air.

Spice Balls

½ cup raisins
¼ cup powdered nutmeg
½ cup powdered cinnamon
¼ teaspoon sandalwood essential oil
½ teaspoon frankincense essential oil
¼ teaspoon lavender essential oil
½ cup or more red wine
powdered benzoin

Mix the raisins, nutmeg, and cinnamon. Add the sandalwood, frankincense, and lavender essential oils and the red wine. Mix well and make 1-inch (2.5-cm) balls. Roll these balls in powdered benzoin. Dry for 3 weeks or until firm. As they age, the scent improves and strengthens.

Place these spice balls in drawers and closets. You could also heap a few balls in a small crystal bowl in bathroom. Another good place is in your car. Use anywhere!

Rose & Rosary

The aromatic creation of rose beads is an ancient art passed down to us through the ages. Early European Christians considered the rose a symbol of faith. The rose soon became strongly connected with early martyrs and saints and especially with the Virgin Mary. The white rose came to symbolize the Virgin's purity, while the red rose came to mean the tears she shed which turned blood-red. Even to this day, many miraculous sightings of the Virgin are connected with the rose scent.

Beads made from the petals of this sacred flower captured its scent and allowed it to be enjoyed for years. The beads strung into necklaces eventually came to be known as the rosary, which provides a way of counting prayers and acts as a reminder of the sacred quality of the scent of the rose.

Fragrant Rose Beads

1 cup fresh rose petals
30 drops white glue
8 to 10 drops rose or other essential oil
dental floss or fishing line
string or wire

Purée the rose petals or mash them into a liquid pulp. In a bowl, mix the pulp and the white glue. Add rose or another essential oil to improve the fragrance. Roll the fragrant mixture of rose petals and glue into beads. Add more white glue if necessary to make the pulp the right consistency.

Make the beads a little larger than you'd like since they shrink as they dry. With needle and fishing line or dental floss, string the beads and stretch the line to dry for 4 to 5 days. Move the beads once a day to keep them loose.

When the beads are finished, tie the string to make a scented necklace to wear. You can use string or wire for the finished necklace, if you like. Don't allow this necklace to get wet. You can also use these beads to scent linens. Traditional rosary beads were once made this way.

Substitutions: You can use another fragrant herb and essential oil—like peppermint, lavender, or lemon verbena—for the rose petals and rose essential oil.

Beeswax Rose Beads

½ cup beeswax
about 1½ cup minced rose petals
10 to 15 drops rose essential oil
dental floss
wire or string

Melt the beeswax over low heat. Add 1½ cups minced rose petals or enough to form a wax paste. Add 10 to 15 drops rose essential oil. While the wax is warm, form beads and string them with dental floss. Let them harden. You can then use wire or string to string the beads.

ROOM SPRAYS

Air Fresheners & Scents

Caution: Exercise care with these room sprays. Don't let children handle them. Keep the mist off wooden furniture. Also don't let the spray get on the skin or in anyone's face. Keep them away from pets.

Heavy-Duty Room Spray

2 cups vodka
1 cup crushed bay leaves
½ cup dried sage leaves

Mix the bay leaves and sage leaves in the vodka. Let the mixture steep in a sunny window for 1 week. Strain and pour the mixture into a spray bottle. Mist the air as needed.

Lavender Car Freshener

1 tablespoon dried lavender
¼ cup boiling water
¼ cup witch hazel
½ teaspoon lemon-verbena essential oil
¼ teaspoon castor oil

Make strong lavender tea using 1 tablespoon lavender with ¼ cup boiling water. Let steep for 10 minutes. Strain. Add the witch hazel, lavender tea, lemon-verbena essential oil, and castor oil and mix well. Shake before using. Mist as needed.

Pour the mixture into small spray bottles with caps. Leave a bottle of the freshener in the car so that you can use it on occasion. It will freshen the car and rid it of smoky smells.

You can substitute concentrated lemon juice for lemon-verbena essential oil.

Cinnamon Spice Spray

1 cup vodka
8 whole cloves
2 broken cinnamon sticks
6 to 8 eucalyptus leaves

To the vodka, add the cloves, cinnamon sticks, and eucalyptus leaves. Let the mixture steep in a sunny window for 2 weeks. Strain. Bottle in a spray bottle.

Use the mist to deodorize and freshen rooms.

Substitutions: You can substitute ¼ cup of another herb for the eucalyptus leaves.

Mint Room Freshener

2 tablespoons peppermint
½ cup boiling water
4 tablespoons rubbing alcohol
10 drops peppermint essential oil
10 drops spearmint essential oil
1 full dropper cold-pressed, cold-processed castor oil

Make strong peppermint tea with 2 tablespoons peppermint and ½ cup boiling water. Steep for 10 minutes. Mix the peppermint tea, alcohol, and the peppermint and spearmint essential oils. Add the castor oil and mix well. Shake before using. Pour the mixture into a spray bottle.

When the mood strikes, mist rooms. This mist is cooling on hot summer days. Be sure to keep the spray away from wooden furniture. Don't let the spray get in anyone's face or land near pets.

Fresh Flowers Room Scent

⅔ cup vodka
¼ cup distilled water
20 drops jasmine essential oil
15 drops bergamot essential oil
6 to 8 drops rose or rose-geranium essential oil

Mix the vodka and water. Add the jasmine, bergamot, and rose or rose-geranium essential oils. Pour the mixture into a spray bottle and use it to mist rooms.

This scent is especially nice for romantic evenings.

Bathroom Fresheners

Sometimes the bathroom is the hardest room in the house to keep fresh-smelling. Here are some easy tricks. Place a few drops of the essential oils your choice on cotton balls and place them in the middle of the toilet-paper roll, inside the cardboard roll. Each time you use it, the fresh scent will be released. You'll have to refresh the roll every other day.

To scent towels, put a few drops of essential oil on a terry-cloth rag and place it in the dryer with a load of towels. The towels will come out nicely scented, and if placed in the bathroom, they will impart a pleasing scent to the air.

Long-Lasting Scent Gel

2 cups water
4 packets or 4 tablespoons unflavored gelatin
3 drops red food coloring
1 teaspoon peppermint or cinnamon essential oil

Bring 1 cup of water to boil. Pour the water over the gelatin; stir until it is dissolved. Add 1 cup of cold water, food coloring, and the peppermint or cinnamon essential oil. Pour this gelatin mixture into flat tins or empty baby-food jars.

To scent a closet or room, remove the lid of the tin or jar, and place the jar or tin in an inconspicuous place. This scent gel works nicely in a bathroom.

Carpet Fresheners

Tea-Tree Carpet Freshener

4 cups baking soda
30 drops tea-tree essential oil
10 drops lavender essential oil

Prepare the carpet freshener by mixing the baking soda, tea-tree essential oil, and lavender essential oil. Test a small, hidden part of the carpet for color changes before using.

Sprinkle this freshener sparingly on carpets and upholstery. Let it sit for 30 minutes and vacuum the powder up.

Potpourri Carpet Freshener

½ cup powdered potpourri
1 cup cornstarch

Powder the potpourri. Mix the potpourri and cornstarch. Sprinkle this powder over the carpet and vacuum after 30 minutes.

Removing Pet Odors from Carpets

baking soda or white vinegar

Blot the fresh stain with a cloth soaked in baking soda. You can also use a cloth soaked in white vinegar.

Other Odors

Skunky Odor Remedy

vinegar or tomato juice

For those unexpected run-ins with wildlife, you need a remedy. For clothes, soak them in vinegar for several hours; then wash as usual. You may have to repeat this several times.

For dogs that have a stinky problem, as well as humans, pour cans of tomato juice over the fur or skin and hair and soak well; then shampoo. Vinegar will also work.

Kitchen Odors

2 cups water
½ cup baking soda
30 drops tea-tree essential oil

Mix the water with the baking soda. Add the tea-tree essential oil. Use this disinfectant to sponge down countertops and refrigerators.

Natural Lemon Cleanser

lemon
water

Use a one-to-one solution of water and concentrated lemon juice. This will banish strong onion smells as well as fishy smells.

SCENT BAGS

Also called sachets or sweet bags, scent bags were very popular in the 19th and early 20th centuries for repelling damaging insects and adding scents. It was easy to tuck them into drawers, slip them into pockets or pillows, or place them in cupboards, closets, and trunks.

Scent bags are easy to make. Sew pockets from rectangles of cloth, and either tie the bundles with ribbon, making a loop to hang them, or simply sew them closed. If tied, the pouch can be refreshed. If you sew it closed, you'll have to throw the whole bundle out when the fragrance is gone.

Lavender Sachets

1 cup cornstarch
1 tablespoon coarse noniodized salt
1 tablespoon (½ ounce or 14 g) orrisroot
4 to 6 drops lavender essential oil
½ cup lavender buds

Mix the cornstarch, coarse salt, orrisroot, lavender essential oil, and lavender buds. Place the lavender mixture in little bags and decorate them with lace or with sprigs of dried lavender.

Strawberry Sweet Bags

½ cup dried strawberries
¼ cup dried rose petals
¼ cup baby powder
¼ cup dried sweet woodruff
1 tablespoon coarse noniodized salt

Chop the dried strawberries. Mix the dried strawberries, rose petals, baby powder, sweet woodruff, and coarse salt well. Put the strawberry potpourri in little lacy bags.

Rose Sachets

½ cup dried rose petals or buds
½ cup cornstarch
10 to 15 drops clove essential oil
1 tablespoon orrisroot

Mix the rose petals or buds, cornstarch, clove essential oil, and orrisroot well. Place the mixture in little bags. Decorate these sachets with a ribbon and a dried rose bud.

Remembrance of Violets

½ cup cornstarch
1 tablespoon coarse noniodized salt
1 tablespoon orrisroot
½ cup dried rose petals
20 drops jasmine essential oil
5 drops rose essential oil

Mix the cornstarch, coarse salt, orrisroot, rose petals, jasmine essential oil, and rose essential oil well. Put the mixture into little bags and tie them with violet-colored ribbons. Although there are no violets in this recipe, this combination of herbs and essential oils mimics the smell of violets. Violet essential oil is generally unavailable on the market.

Special Cautions

These herbal home remedies use largely "natural" ingredients and are, on the whole, safer to use than most commercial products.

However, exercise care when using them since all ingredients may not agree with you. Check for allergies and immediately discontinue use of a preparation if you have an allergic reaction—runny nose, hives, skin rash, redness, nausea, headache, rapid heart beat, or changes in temperament.

Do not take more than the recommended dose, and avoid overdoing it by taking multiple remedies. Do not assume that if a little is good then more is better. Some remedies may not be recommended for children, pregnant women, or the seriously ill, frail, elderly, or those on medication(s). Consult a physician for serious illnesses.

Essential oils are highly concentrated and should be used with care and diluted. Do not take them orally; use only as directed, With St.-John's-wort, avoid exposure to sun since it can be phototoxic and cause sun damage to eyes, which may eventually result in cataracts. Citrus essential oils, like lemon, orange, and mandarin, also cause sun sensitivity.

Tobacco has been linked with cancer, tumors, and cardiovascular disease. Cayenne pepper and capsicum may cause arthritislike symptoms in people who are allergic to them.

Use only cold-pressed, cold-processed castor oil; never heat or warm it. Castor oil must only be used topically, not internally, except as a purgative and then in very small amounts and only as directed. The seeds of castor beans are poisonous, although the oil reportedly is not.

Beauty and luxury supplies in this book avoid the many dyes, perfumes, stabilizers, and fillers found in many commercial cosmetics and skin treatments. Use them only as directed, topically. Check skin or nose for allergic reactions.

Discontinue use if a particular recipe doesn't agree with you.

These house and garden supplies are safer than most commercial products. It's best to wear gloves, especially if you have sensitive skin; some may irritate skin or eyes. Use sprays well away from anyone's face. Avoid breathing in fumes. Do not mix bleach and ammonia, since together they produce toxic fumes. Keep house and garden products away from children and pets. Heed all soapmaking cautions on p. 426.

Note that some herbs, essential oils, and "natural" ingredients that are safe for humans may be unsafe for pets. Cats and dogs do not respond well to tea-tree essential oil. Make sure to use only minimum dosages; a little goes a long way. Willow, yarrow, aspirin, and other herbs containing salicylates can be fatal to cats.

Use these homemade remedies only as directed. Note the shelf life for the recipe. Dispose of products that appear to have gone bad.

METRIC EQUIVALENTS

Liquid & Capacity

100 drops = ⅕ teaspoon
1 teaspoon = 5 milliliters
1 tablespoon = 3 teaspoons = 15 milliliters
2 tablespoons = 1 ounce = 30 milliliters
½ cup = 4 fluid ounces = 120 milliliters
1 cup = 8 fluid ounces = 240 milliliters
2 cups = 1 pint = 480 milliliters
2 pints = 32 fluid ounces = 1 quart = 0.9 liter
4 quarts = 1 gallon = 3.8 liters

Weight

1 ounce = 28 grams
16 ounces = 1 pound = 454 grams
2.2 pounds = 1 kilogram

Length

1 inch = 2.5 centimeters
12 inches = 30 centimeters = 1 foot
1 yard = 36 inches = 0.9 meter
39 inches = 1 meter

INDEX